Les éditions du CRAM Montréal

Autres ouvrages
de Colette Portelance
aux Éditions du Cram

Relation d'aide et amour de soi

La communication authentique

La liberté dans la relation affective

Éduquer pour rendre heureux

Vivre en couple et heureux, c'est possible

Aimer sans perdre sa liberté

La guérison intérieure, un sens à la souffrance

La guérison intérieure

UN SENS À LA SOUFFRANCE

Catalogage avant publication de
Bibliothèque et Archives nationales du Québec
et Bibliothèque et Archives Canada

Portelance, Colette, 1943-

La guérison intérieure, un sens à la souffrance

(Collection Psychologie)
Comprend des réf. bibliogr.

ISBN 978-2-922050-76-9

1. Souffrance. 2. Guérison. 3. Esprit et corps. I. Titre. II. Collection: Collection Psychologie (Éditions du CRAM).

BF789.S8P66 2007 155.9'3 C2007-940254-2

Les Éditions du Cram Inc.
1030, rue Cherrier, bureau 205
Montréal, Québec, Canada, H2L 1H9
Téléphone : 514 598-8547
Télécopie : 514 598-8788
www.editionscram.com

Dépôt légal - 3e trimestre 2007
Bibliothèque nationale du Québec
Bibliothèque nationale du Canada

ISBN 978-2-922050-76-9

Imprimé au Canada

COLETTE PORTELANCE

La guérison intérieure

UN SENS À LA SOUFFRANCE

Conception graphique et couverture
Alain Cournoyer

Photo de l'auteur
Laforest et Sabourin

Révision et correction
Roseline Desforges

Gouvernement du Québec - Programme de crédit d'impôt pour l'édition de livres - Gestion SODEC.

Les Éditions du CRAM sont inscrites au programme de subvention globale du Conseil des arts du Canada.

Les Éditions du CRAM bénéficient du soutien financier du gouvernement du Canada, par l'entremise du ministère du Patrimoine canadien, dans le cadre de son programme d'aide au développement de l'industrie de l'édition (PADIÉ).

Société de développement des entreprises culturelles Québec
Conseil des Arts du Canada / Canada Council for the Arts
Patrimoine canadien / Canadian Heritage

Distribution et diffusion

Pour le Québec :
Diffusion Prologue
1650 Lionel-Bertrand
Boisbriand (Québec)
J7H1N7
Téléphone : 450 434-0306
Télécopieur : 450 434-2627

Pour la France :
D.G. Diffusion
Rue Max Planck B.P. 734
F-31683 Labege
Téléphone : 05.61.00.09.99
Télécopieur : 05.61.00.23.12

Pour la Suisse :
Diffusion Transat SA
Route des Jeunes, 4ter
Case postale 125
CH-1211 Genève 26
Téléphone : 022/342.77.40
Télécopieur : 022/343.46.46

Pour la Belgique :
Société de distribution du livre
CARAVELLE S.A.
Avenue de Tervueren, 214
1150 Bruxelles

Avant-propos

C'était le 29 octobre 1999. Jamais je n'oublierai ce jour. Il a changé ma vie complètement. Ce matin-là, je roulais pour la énième fois vers l'hôpital. J'avais rendez-vous à dix heures. Chaque fois, c'était pareil : j'étais soumise à de nouveaux examens à la suite desquels on me fournissait des bribes d'information et des hypothèses de diagnostic.

Quelle était donc la cause de ces symptômes qui étaient apparus un an auparavant, qui persistaient et qui s'étaient même considérablement aggravés au cours des derniers mois, malgré tous mes efforts pour les faire disparaître ? Tous les traitements pour des problèmes éventuellement causés par l'hypoglycémie, l'acidose, le candida albicans, l'hypothyroïdie, la fibromyalgie, la ménopause ou par des troubles digestifs, avaient échoué l'un à la suite de l'autre. Malgré les régimes, les exercices, les vitamines, mon état de santé se détériorait de semaine en semaine et j'étais dérangée, déstabilisée et troublée par les limites de plus en plus nombreuses que mon corps m'imposait. Ces malaises me gênaient et me préoccupaient parce qu'ils me faisaient souffrir, qu'ils spoliaient mon énergie et mon attention et qu'ils grugeaient le temps dont j'avais besoin pour vivre et tenir mes engagements. J'avais hâte d'en finir avec ces ennuis pour me consacrer à des activités que je considérais plus importantes et plus utiles que l'obligation de régler des problèmes de santé.

C'est dans cet état d'esprit que je suis arrivée à l'hôpital. Fait inhabituel, ce jour-là, deux médecins m'attendaient. L'un d'eux m'a demandé : « Comment allez-vous aujourd'hui ? »

— Comment je vais ? ai-je répondu agacée. Je vais mal. Et surtout j'en ai marre de venir ici, de passer tous ces examens et de ne pas encore avoir reçu de diagnostic précis, d'ignorer la cause exacte de tous ces symptômes qui m'empêchent de vivre normalement.

Le silence qui a suivi m'a rendue un peu mal à l'aise. Mon malaise s'est transformé en inquiétude quand les deux médecins se sont regardés sans prononcer un seul mot.

— Qu'y a-t-il ? Pourquoi ne parlez-vous pas ?

— Aujourd'hui, nous pouvons vous dire exactement ce que vous avez, a osé l'un d'eux.

— Enfin ! ai-je répondu, soulagée. Et, qu'est-ce que c'est ? ai-je demandé avec curiosité, assise sur le bout de ma chaise.

— Il s'agit du lupus érythémateux disséminé.

Ces mots m'étaient aussi étrangers que ceux des vocabulaires arabe, japonais et chinois.

— Qu'est-ce que c'est ?

— C'est une maladie du système immunitaire, m'a-t-il répondu.

— Ah bon ! Et qu'est-ce qu'on fait pour la guérir ?

— Malheureusement, le lupus est une maladie héréditaire et incurable.

— ... Quoi ?

Complètement anéantie par le choc, j'ai figé sur place. J'avais sûrement mal entendu. Incurable ? Non, ce n'était pas possible. Il y avait certainement une erreur. Malgré l'aggravation progressive des symptômes au cours des dernières semaines, malgré l'intensité accrue des douleurs, il ne m'était jamais venu à l'esprit que j'étais atteinte d'une maladie grave, encore moins d'une maladie *incurable*. J'avais toujours été convaincue qu'en connaissant le problème je m'en libérerais facilement et rapidement et que je pourrais passer à autre chose. Abasourdie, j'ai demandé :

— Vous êtes sûr ?

— Parfaitement sûr. Il n'y a aucun doute.

Le ton ferme et assuré de sa réponse m'a mise devant une réalité qui m'est apparue soudainement incontournable. C'est à ce moment précis que j'ai craqué. J'ai pleuré comme une enfant. Je me sentais tellement petite, tellement perdue, tellement impuissante, tellement seule ! J'en ai oublié l'hôpital et les médecins qui ont respecté, silencieux, ce moment intense d'expression de ma souffrance. Une fois calmée, mais néanmoins étourdie comme si on m'avait assommée, je me suis ressaisie et j'ai pris conscience de la réalité qui m'entourait. Les médecins n'avaient pas bougé. Ils me regardaient, attentifs et patients, sans intervenir pour m'arrêter de pleurer.

Ils ont vraiment su adopter l'attitude dont j'avais le plus besoin à ce moment-là et, encore aujourd'hui, je leur en suis très reconnaissante. Dans mon souvenir, c'est moi qui ai brisé le silence.

— Qu'est-ce que je fais maintenant avec « ça » ?

— Nous allons vous prescrire deux médicaments, le premier pour affaiblir le système immunitaire et le second pour réduire l'inflammation.

— Des médicaments ? Mais ça fait des années que je n'en prends pas. Pas même une aspirine.

— Aujourd'hui, vous n'avez pas le choix.

— Pas le choix ? Et pour combien de temps dois-je les prendre ?

— C'est un traitement à vie ma chère madame.

— … À vie ?

Nouveau choc. Je devais prendre des médicaments toute ma vie ? Cela, je ne pouvais absolument pas l'admettre. C'était trop. J'avais le sentiment qu'on m'enlevait en un instant toute ma liberté et que j'étais condamnée à être malade jusqu'à la fin de mes jours, condamnée par l'incurabilité d'une maladie auto-immune héréditaire dont je ne voulais pas. Abattue, vaincue, j'ai pris l'ordonnance qu'on me tendait et, sans dire un mot, je suis sortie. Comme un zombie, je me suis dirigée vers ma voiture et j'ai quitté, en larmes, l'enceinte de l'hôpital. Deux mots résonnaient constamment dans ma tête : « héréditaire » et « incurable ».

Désespérée, je roulais sur le boulevard Gouin quand tout à coup quelque chose d'extraordinaire s'est produit. J'ai pris conscience qu'il faisait un temps superbe. Le soleil brillait de toutes ses forces. Le ciel, sans nuages, était d'un bleu éclatant et, en cette fin d'octobre, de nombreuses feuilles multicolores s'agrippaient encore aux arbres qui longeaient la route. Illuminées par le soleil, elles gratifiaient la nature d'un ruissellement de splendeur magnifique. J'étais tellement subjuguée devant une telle beauté que plus rien d'autre ne m'importait que de me laisser porter par la magie bienfaisante de ce moment. J'ai été habitée par une paix profonde et agréablement envahie par une sérénité d'une intensité que je n'avais jamais ressentie auparavant. À cet instant précis, j'ai chassé définitivement de mon esprit le mot « incurable » et je l'ai joyeusement remplacé par le mot « guérison ». Oui, je guérirais ce corps malade, j'en étais sûre et je prendrais les moyens dès maintenant pour y arriver. J'effectuerais pour cela tous les changements nécessaires dans ma vie.

Quand je suis rentrée chez moi, il était midi. J'étais calme et bien décidée à passer à l'action. J'ai d'abord informé mon mari et mes enfants du diagnostic. Ce moment de grandes émotions m'a fait réaliser mon bonheur de recevoir tant de support et surtout tant d'amour. Puis dans l'heure qui a suivi ces instants privilégiés, j'ai mis fin à tous mes engagements professionnels de l'année en commençant par les conférences, les formations et les séminaires que je devais donner en Europe. J'ai terminé par la partie la plus difficile : l'abandon de toutes les activités dans lesquelles je m'étais engagée au Centre de Relation d'Aide de

Montréal et de toutes les responsabilités que j'assumais dans cette école.

Après avoir accompli ces démarches, j'ai ressenti une grande satisfaction. Je savais que j'avais fait le bon choix. Je restais toutefois avec une préoccupation importante : j'étais accaparée par le mot « héréditaire ». Ce mot me dérangeait beaucoup. Bien que mon grand-père et mon arrière grand-mère eussent souffert de maladies auto-immunes, je n'étais pas à l'aise avec le fait d'attribuer la cause exclusive de ce lupus à l'hérédité. M'accrocher uniquement à cette possibilité me rendait impuissante et m'enlevait tout pouvoir sur le processus de guérison de mon corps. Elle me plaçait également dans une position de dépendance par rapport aux traitants et de victime par rapport au destin. Sans aucun doute, pour atteindre mon objectif, un choix impératif s'offrait à moi : chercher en quoi j'étais responsable de ce qui m'arrivait. Je savais qu'assumer ce choix ne serait pas de tout repos, mais j'ignorais qu'il entraînerait un travail aussi exigeant, aussi profond, aussi soutenu et aussi intense. Je ne me doutais pas qu'il y aurait tant de chemins à parcourir et tant d'épreuves à traverser. Il aurait été tellement plus facile, mais combien moins formateur et transformateur, de me laisser prendre en charge par la vie et de ne pas me remettre en question. En faisant ce choix, j'ai opté pour « le chemin le moins fréquenté ». C'est ce chemin que, dans ce livre, je vous propose de suivre avec moi. Aujourd'hui, je suis fière de l'avoir choisi parce que les répercussions bénéfiques et exceptionnelles que ce choix apporte quotidiennement à ma vie sont sans limites.

Le premier élément de responsabilité qui s'est imposé à mon esprit concernait la relation que j'avais entretenue avec mon corps au cours de mes cinquante-six années d'existence. Jusqu'à ce jour d'octobre 1999, je considérais le corps comme une machine, un instrument à mon service. J'étais convaincue qu'il suffisait que je le nourrisse bien et que je le soumette à des exercices quotidiens pour qu'il n'entrave jamais la réalisation de mes objectifs personnels, relationnels et professionnels. Comme j'étais ambitieuse et extrêmement exigeante envers moi-même, il se devait d'être constamment très performant. Motivée par un sentiment de culpabilité, une peur de décevoir et de déranger, par ma sensibilité aux besoins des autres et par mon grand désir de les aider, je n'écoutais pas ses malaises ni ses besoins de repos. Quand il n'était pas bien, je le réparais, comme on répare une machine et je le forçais à continuer la route sans s'arrêter. Influencée par mon expérience de vie, je voyais la maladie comme une emmerdeuse qui incitait à adopter des comportements de victime et d'apitoiement sur soi-même et je n'éprouvais, conséquemment, aucune sympathie pour elle. Autant j'étais empathique et attentive à la souffrance psychique, autant je résistais à la souffrance physique. Je l'expédiais sans l'écouter et sans lui prêter attention. Je ne respectais à peu près jamais les limites de mon corps et je ne prenais pas le temps d'entendre tous les messages qu'il m'envoyait en dépit de leur nombre croissant et de leur intensité de plus en plus forte.

Il m'a fallu un diagnostic de *lupus* pour me secouer et me placer devant la réalité. Il m'a fallu une dégringolade pour ébranler mes croyances et mes valeurs, contrecarrer mes projets de vie et me tirer de l'inconscience dans laquelle j'étais. Ce diagnostic m'a fait plus de mal que tous les symptômes réunis parce qu'il m'imposait des limites inéluctables et des changements urgents et radicaux. Pourtant, aussi drastiques qu'aient été ces bouleversements, je dois admettre qu'ils m'ont été d'un grand bienfait. Ils m'ont fait prendre conscience de mes erreurs et m'ont fait réaliser à quel point le respect du corps est fondamental lorsqu'on cherche à s'accomplir pleinement. Ils m'ont fait comprendre que, loin d'être négligeable, le corps a une valeur sacrée parce qu'il est en quelque sorte le temple du cœur et de l'âme.

Comment pouvais-je me sentir en sécurité dans un temple décrépi ? Pour guérir, il fallait impérativement que mon corps soit *régénéré*. Il était donc urgent que je m'en occupe. Au lieu de le mettre à mon service, comme je l'avais toujours fait, je devais dorénavant, à mon tour, le servir.

C'est ainsi que pendant les mois et les années qui ont suivi cette prise de conscience, je me suis occupé de lui en ne perdant jamais de vue mon objectif de le guérir. Je l'ai traité comme un roi par des moyens exclusivement naturels. Cette démarche s'est avérée ardue parce qu'elle m'a obligée à de nombreuses privations et à un changement d'attitude qui a nécessité une très longue période d'apprentissage ponctuée de périodes incessantes d'encouragement et de déception. Petit à petit, des résultats se sont manifestés grâce à mes efforts suivis, à mon indéfectible volonté, à mon sens inné de la discipline et à ma foi inébranlable en la force intérieure qui m'habite. En janvier 2005, six ans plus tard, j'allais beaucoup mieux. J'avais repris le poids que j'avais perdu en passant progressivement de trente-neuf à cinquante-quatre kilogrammes. Mes douleurs avaient considérablement diminué, les symptômes ne m'importunaient presque plus et je bénéficiais d'une énergie suffisante pour voyager, suivre des cours d'espagnol et profiter de la vie. J'avais même le sentiment d'être redevenue une femme désirable et cela n'était pas sans me faire plaisir.

Quoique toujours un peu *fragile* et ne pouvant pas encore me déclarer *guérie*, j'avais la certitude que j'y arriverais : c'était une question de patience et de persévérance. Cet hiver-là, lors des fêtes de Noël et du Nouvel An, j'étais rayonnante et particulièrement fière de moi. Vêtue d'un chemisier décolleté, j'avoue que le regard que les hommes portaient sur mon corsage ne me déplaisait pas du tout. Je le recevais comme une preuve que j'allais vraiment mieux.

En dépit de ces considérations d'ordre physique et extérieur, il ne faut surtout pas croire que, au cours de ces années de dévouement à la cause de mon corps, j'ai négligé complètement ma vie affective et que j'ai délaissé toute démarche spirituelle. Bien au contraire. Sans l'amour et le support de mes proches, sans ma foi en la présence divine en moi, je n'aurais jamais pu traverser avec autant de courage toutes les épreuves que j'ai rencontrées sur ma route ; je n'aurais jamais su émerger aussi facilement et aussi rapidement de mes périodes de doute, de découragement et de désespoir. De plus, j'étais très consciente que cette maladie reposait aussi sur des causes psychiques et émotionnelles et j'étais ouverte à les découvrir. Cependant, comme j'avais déjà consacré beaucoup de temps dans ma vie au travail psychologique et que j'étais aux prises avec une souffrance physique parfois intense, il m'apparaissait primordial de dédier mon attention, mon temps et le peu d'énergie qui me restait à la guérison de mon corps, surtout que je l'avais trop souvent abandonné. Les résultats remarquables que j'avais obtenus jusqu'à ce premier jour de l'année 2005 me confirmaient que j'étais sur la bonne voie et que, en mettant le cap sur la santé du corps, je ne me trompais pas. En ce jour de réjouissances, de satisfaction et d'espoir, j'étais loin de me douter de ce que l'année 2005 me réservait.

Cette année-là, pendant les six premier mois, j'ai partagé mon temps entre l'Espagne où j'ai suivi des cours d'espagnol et le Costa Rica où j'ai profité de la beauté exceptionnelle de la nature ainsi que de ses richesses inépuisables. Tout s'est déroulé merveilleusement bien jusqu'au début du mois de juin. À ce moment-là, j'ai décidé de faire une immersion de deux semaines dans une famille costaricaine dans le but d'intégrer davantage le contenu des cours que j'avais suivis à Grenade et à Malaga. Dans la maison où je demeurais, une épreuve inattendue allait provoquer un second bouleversement dans ma vie. J'ai inhalé pendant deux jours un insecticide hautement toxique que mes hôtes avaient généreusement vaporisé dans leur maison et spécialement dans ma chambre pour éliminer les coquerelles. Cet insecticide a provoqué chez moi une intoxication particulièrement grave. Quand je me suis rendu compte de la situation, j'ai quitté les lieux immédiatement, mais il était déjà trop tard. À la suite de cet événement, tous les symptômes du lupus sont réapparus avec une intensité beaucoup plus forte que celle que j'avais connue au moment de l'apparition de la maladie. Jamais je n'avais expérimenté autant de souffrance dans tout mon corps, comme si on m'avait asséné des coups de couteau dans les membres, dans le dos et dans le ventre. Des poussées d'œdème m'empêchaient de marcher et des problèmes graves de digestion me forçaient à ne manger que des légumes crus. Sans que je puisse comprendre ce qui les provoquait et ce qui les adoucissait, les douleurs intermittentes plus ou moins aigues duraient de quelques minutes à plusieurs heures.

Après tant d'efforts pour améliorer ma condition et résoudre mes problèmes de santé causés par la « chute » que j'avais subie en 1999, j'avoue que je n'étais absolument pas prête à affronter une telle « rechute ». Toutefois comme je suis habituellement courageuse devant l'obstacle, j'ai consacré le mois qui a suivi à me battre et à me débattre pour me libérer le plus rapidement possible de ces nouveaux symptômes et pour retrouver le bien-être que j'avais péniblement atteint au début de l'année 2005.

Malheureusement, cette lutte effrénée pour regagner les acquis si aisément perdus n'a contribué qu'à ajouter un stress énorme à mes douleurs et, conséquemment, à me rendre encore plus souffrante physiquement en plus de m'angoisser terriblement. Je me sentais trahie par la vie et je ne comprenais pas pourquoi, après avoir déployé tant d'énergie à m'occuper de mon corps et après avoir pris tant de moyens pour le guérir, j'avais été catapultée en un tour de main, en dessous de la case départ. Je ne comprenais pas non plus pourquoi cette lourde épreuve me frappait, moi qui avais consacré des années au travail sur moi-même, qui avais aidé, avec succès, de nombreuses personnes à trouver leur équilibre psychique, qui avais créé une approche humaniste de la psychothérapie et qui avais formé tant de gens à la relation d'aide. J'étais non seulement déconcertée, mais je me sentais terriblement abattue et surtout profondément humiliée.

J'étais exténuée, défaite, à la limite du désespoir quand, encore une fois, grâce à la foi profonde que j'ai toujours nourrie au cours de ces années difficiles, un autre événement extraordinaire s'est produit. Lors d'une méditation, alors que j'étais dans un état de calme et d'abandon, il m'est apparu clairement, comme une illumination, que ce n'était pas de la guérison du corps dont j'avais le plus grand besoin, mais de la *guérison intérieure*. Ce précieux moment d'inspiration allait changer complètement mon approche de la maladie et de toute ma vie.

La maladie est l'effort que fait
la nature pour guérir l'homme.

C-G. JUNG

Introduction

Les événements pénibles de l'existence, qu'ils se manifestent par une maladie grave, un épuisement professionnel, une dépression, la perte d'un être cher, une expérience douloureuse de rejet, d'abandon, de trahison ou d'humiliation, provoquent généralement des bouleversements significatifs dans nos vies. Ils remettent tout en question : nos croyances, nos valeurs, nos comportements, nos certitudes. Comme des geysers, ils font jaillir nos refoulements les plus profondément enfouis au cœur de l'inconscient. Ils anéantissent le contrôle que nous maintenons avec tant d'ardeur sur les facettes de nous-mêmes que nous n'acceptons pas et que nous voulons cacher. Ils démolissent nos personnages défensifs et ébranlent considérablement notre ego. Ils nous entraînent de la terre ferme aux sables mouvants, c'est-à-dire de nos convictions les plus solides à l'incertitude la plus absolue. Comme un raz-de-marée, ils nous arrachent tous nos points de repère, pour finalement nous abandonner seuls, entièrement dénudés et complètement dépourvus, au milieu d'une tempête intérieure dont la durée et les variations d'intensité nous sont totalement inconnues.

Impitoyables, ces événements affligeants nous plongent dans une insécurité, une impuissance, voire une terreur qui nous paralysent et nous privent, du moins provisoirement, de toutes nos ressources. Nous nous sentons alors tellement fragiles que devant les simples gestes du quotidien nous avons le sentiment d'être aussi démunis que si nous avions une mer à traverser sans bateau ni boussole ou un roc himalayen à escalader sans pics, ni corde, ni harnais.

Ceux qui ont ressenti jusque dans leurs cellules l'impuissance causée par de tels événements savent que ce que je viens de décrire ne tient pas du roman ni de l'imaginaire. Il faut avoir vécu intensément un tel désarroi pour comprendre comment, quand il nous possède, la réalité nous semble insurmontable. C'est de l'une de ces réalités éprouvantes, à laquelle j'ai dû faire face, dont je vous parlerai dans cet ouvrage. Il s'agit d'un écueil de taille dont nous expérimentons tous la présence un jour ou l'autre au cours de notre vie, d'une sorte de récif dont la menace est décuplée lorsque se pointent au niveau du conscient toutes les marques sombres qu'ont laissées en nous nos expériences passées. Ce brisant qui a pour nom SOUFFRANCE est l'un des plus imposants obstacles auxquels la maladie m'a confrontée. Il a été tellement important que, devant lui, mes savoirs les plus impressionnants n'ont eu absolument aucun pouvoir.

En effet, tout ce que je savais sur l'influence du psychisme sur le physiologique, les pouvoirs de l'inconscient sur la santé, les conséquences du refoulement, le langage du corps et même les bienfaits de la pensée positive ne m'ont été d'aucun secours pour affronter le mal que j'endurais. Seuls la douleur et le vécu du moment présent s'imposaient. J'étais confrontée à une nouvelle expérience qui allait m'apprendre sur moi-même et sur la maladie plus que tous les livres que j'avais lus et plus que tous les cours que j'avais suivis. Cette expérience, comme toutes celles que j'ai vécues auparavant, est probablement celle qui a contribué le plus à humaniser mes savoirs en les menant de la tête au corps, du corps au cœur et du cœur à l'âme. C'est pourquoi l'épreuve rend généralement plus humain, plus proche de soi, des autres et de la réalité. En déplaçant le rationnel vers le corporel, l'affectif et le spirituel, elle dissout les attitudes de supériorité et d'infériorité et, par conséquent, elle atténue considérablement le contrôle que nous entretenons sur nous-mêmes ainsi que le pouvoir que nous exerçons bien inconsciemment sur les autres.

Devant la souffrance, les limites de la raison et de la connaissance nous révèlent l'importance de l'expérience comme unique moyen d'intégration de nos savoirs.

Mais comme il est long le chemin entre SAVOIR et ÊTRE ! Comme il est exigeant d'« être » ce qu'on « sait » ! Combien nous faudra-t-il de temps et d'expériences pour intégrer à ce que nous sommes nos acquis théoriques ? Combien d'obstacles devrons-nous affronter et combien de souffrances devrons-nous vivre pour *incorporer* nos apprentissages et pour devenir plus authentiques et plus humains ?

Depuis le fameux « Je pense donc je suis » de Descartes, la plupart d'entre nous attribuons trop souvent à l'intellect, et conséquemment au SAVOIR, la première place dans notre cheminement et notre évolution au point d'agir comme si nous étions convaincus que ce savoir pourrait, à lui seul, assurer le changement. Bien que ce soit très valorisant d'être « celui qui sait », au point que certains sont incapables de dire « je ne sais pas », il n'en demeure pas moins qu'en ce qui concerne les changements intérieurs, le savoir à lui seul a bien peu de pouvoir. En effet, quand nos zones de sensibilité, nos mécanismes de défense, nos fonctionnements relationnels et notre relation avec la partie divine en nous sont ébranlés par l'épreuve, le seul fait que nous « sachions » s'avère vraiment insuffisant pour provoquer quelque changement que ce soit. Il ne suffit pas, par exemple, d'être conscient que nous adoptons fréquemment un comportement de victime pour nous en libérer. Du SAVOIR à l'ÊTRE, dans ce domaine, un long chemin reste à parcourir et ce chemin passe par différents niveaux d'intégration que seule l'expérience peut favoriser.

Quand nous percevons le SAVOIR comme une fin plutôt que comme un commencement, il n'existe aucune possibilité de l'intégrer et, donc, aucune possibilité d'évoluer intérieurement. En réalité, c'est le processus d'assimilation de nos connaissances qui permet les transformations les plus significatives dans nos vies. Or cette assimilation passe inévitablement par le vécu déclenché par les événements. C'est lui qui suscite les remises en question et qui provoque les changements. Spécialement quand il est souffrant, c'est le vécu et non le savoir qui bouleverse nos existences et nous incite à chercher un sens à la vie, à chercher la lumière, à tendre vers *la guérison intérieure*.

Le mot *guérison* implique généralement l'idée de *maladie* et, spécifiquement, de maladie du corps. Autrement dit, dans la croyance populaire, pour guérir, il faut d'abord être malade. En réalité, la guérison ne concerne pas seulement la dimension physique de l'être, mais aussi les dimensions affective, psychologique et même spirituelle. Ainsi, elle n'inclut pas seulement l'idée de *maladie*, mais surtout celle de *souffrance*. Nous voulons guérir parce que nous souffrons, quelle que soit la nature de la souffrance.

Ce qui porte généralement une personne à consulter un spécialiste de la santé, c'est qu'elle a mal ou qu'elle a peur d'avoir mal. Si elle ne souffre pas et que, lors d'un examen de routine, elle apprend qu'elle est atteinte d'une maladie redoutable dont elle ne soupçonnait pas la présence, immédiatement elle sera envahie par la peur, l'insécurité et un sentiment d'impuissance. Elle sera alors habitée par une souffrance psychologique plus ou moins intense de laquelle elle voudra se libérer. Ainsi, qu'elle soit déclenchée par la maladie du corps, par des pertes ou par des échecs, la douleur psychique est souvent celle qui fait le plus mal, d'autant plus qu'elle est l'une des causes importantes de la douleur physique. C'est pourquoi, dans bien des cas, si nous tentons de guérir le mal du corps sans passer par celui du cœur et de l'âme, nous n'y arrivons pas.

Souvent la maladie persiste tant et aussi longtemps que nous ne nous occupons pas de sa véritable raison d'être qui est de nous inciter à nous tourner vers l'intérieur de nous-mêmes plutôt que de continuer désespérément à chercher des solutions uniquement dans le monde extérieur. Comme toute autre épreuve, elle est un appel du dedans qui veut nous encourager à percer le mystère des zones non éclairées de notre inconscient dans le but de nous aider à guérir de tout ce qui nous a blessés.

Je crois d'ailleurs que tous les déclencheurs douloureux de la vie ont pour objectif de nous éveiller spirituellement et d'orienter nos pas vers la présence divine qui nous constitue et de laquelle procède toute forme de guérison profonde et ce, qui que nous soyons et quelle que soit notre mission sur terre. Que cette mission soit effacée ou reconnue, qu'elle soit d'ordre pratique, artistique, intellectuel, scientifique, psychologique ou spirituel, c'est dans une recherche d'intériorité que nous pouvons le mieux l'accomplir. Cela explique pourquoi les apparences, le domaine dans lequel nous oeuvrons de même que tous nos choix de vie ne font pas de nous des êtres *supérieurs* ou *inférieurs* ni des êtres *évolués* ou *retardés* par rapport aux autres. En effet, notre évolution ne dépend pas du fait que nous soyons plus ou moins instruits, plus ou moins riches ou plus ou moins reconnus socialement, mais de la manière dont nous abordons les événements de la vie. Nous pouvons leur résister et les combattre ou encore nous en servir pour atteindre la guérison intérieure.

Mais alors, que signifie *guérir intérieurement* ?

Guérir intérieurement, c'est soulager nos souffrances en choisissant de suivre le chemin qui mène à l'intérieur de nous-mêmes parce que c'est le seul véritable moyen que nous avons de trouver la paix, la sérénité et l'amour durables.

C'est précisément de mon cheminement vers cette forme privilégiée de guérison dont je vous parlerai dans les pages qui vont suivre. Pour ce faire, j'ai puisé dans la richesse transformatrice de ma propre expérience de la souffrance physique, de la souffrance psychique et de la maladie parce qu'elles ont favorisé l'intégration de mes savoirs et qu'elles m'ont rendue plus humaine. Cela dit, la souffrance n'est pas le seul moyen de favoriser l'intégration de nos connaissances et de nous rendre plus humains. De simples prises de conscience déclenchées par la lecture d'un livre, par la participation à une conférence ou à une formation, ou par une expérience de communication satisfaisante peuvent aussi entraîner tout un processus d'assimilation en douceur et dans le plaisir.

Sur la route de nos vies où nous apprenons et intégrons autant dans la joie que dans la peine, des événements marquants se présentent toujours pour accélérer nos processus d'évolution. Pour moi, un de ces événements a été la maladie. Pour parler de ce que j'en ai retiré jour après jour, j'ai puisé une partie du contenu de ce livre dans le journal personnel que j'ai écrit fidèlement presque tous les jours depuis l'apparition des symptômes du lupus à l'automne 1998 jusqu'à ce jour. La tenue de ce journal a servi pour moi de démarche thérapeutique exceptionnelle. Grâce à lui, au moyen de l'écriture automatique, j'ai entretenu un dialogue révélateur avec la maladie et avec les différentes parties de moi-même. En y écrivant toutes les réflexions suscitées par les nombreux ouvrages que j'ai lus à partir du diagnostic, j'ai fait des découvertes remarquables, j'ai approfondi considérablement ma dimension spirituelle et, dans les moments plus difficiles que j'ai vécus, j'ai trouvé un indescriptible réconfort qui m'a donné le courage d'apprivoiser la souffrance avec une certaine sérénité.

Je ne dirai jamais assez l'importance qu'ont eue l'écriture, la lecture et la méditation dans mon processus de guérison intérieure. Elles ont éveillé en moi un questionnement à la suite duquel des réponses sont venues indéniablement me propulser et me transformer. Toutefois, ce questionnement qui hante la plupart des personnes qui souffrent intensément m'a poursuivie avec acharnement dans les phases aiguës de la maladie. Les réponses apaisantes que j'ai finalement trouvées m'ont incitée à structurer le contenu de ce livre autour des questions qui me troublaient le plus et qui m'empêchaient de m'abandonner aux vicissitudes du moment présent. Elles sont au nombre de sept et se présentent comme suit :

- Qu'est-ce que j'ai fait pour mériter toutes les douleurs qui m'affligent ?

- Est-ce possible que j'en sois entièrement responsable et que j'en sois même la seule créatrice ?

- Pourquoi la souffrance affecte-t-elle autant ma vie ?

- Si Dieu existe, qui est-il ? Y est-il pour quelque chose dans l'apparition et la disparition de mes symptômes ?

- Est-ce vraiment important que je parle du mal que j'endure pour m'en libérer ?

• Quels sont les moyens les plus efficaces pour soulager les douleurs physiques et les douleurs psychiques, tant les miennes que celles qui existent partout dans le monde, qui atteignent des enfants innocents et les êtres qui me sont les plus chers ?

• À quoi sert la souffrance ? A-t-elle un sens ?

J'en suis consciente, il s'agit là de questions existentielles qui fréquentent l'esprit du monde depuis le début des temps, des questions qu'on trouve dans un nombre de plus en plus croissant de livres qui traitent de philosophie, de psychologie, de religion, de spiritualité et, plus récemment, de physique quantique. Cependant, j'ai eu besoin de les intégrer à ma propre expérience pour en tirer quelque chose de véritablement significatif pour moi et approprié à ma démarche personnelle. Aussi, les réponses que j'apporte ici ne se veulent surtout pas un énoncé de vérité universelle. Elles découlent de mon expérience et de ce qui résulte de mes réflexions. Je crois d'ailleurs que, très souvent, le témoignage de quelqu'un qui a vécu des expériences semblables aux nôtres peut davantage nous aider que ce qui nous est présenté comme une vérité absolue. Grâce à sa subjectivité, ce genre de témoignage ne nous enferme pas dans le moule de la généralité et de la certitude. Au contraire, il nous laisse tout l'espace nécessaire à la découverte de notre propre vérité, la seule qui puisse réellement contribuer à soulager les maux du corps, du cœur et de l'âme et la seule susceptible de nous aider à donner un sens à ce qui nous arrive.

Pour ma part, j'ai trouvé le sens de la maladie qui m'affectait, notamment, dans le sentiment intérieur que, par mon vécu, j'étais profondément liée à tous ceux qui souffraient physiquement, psychologiquement et spirituellement. Ce lien avec eux a soutenu, en grande partie, mon processus d'écriture et a contribué à briser ma forte résistance à partager les étapes de mon parcours dans ce livre.

J'ai, en effet, longtemps résisté à entreprendre la rédaction de cet ouvrage parce que je savais qu'il nécessiterait un investissement de toute ma personne et, inévitablement, un dévoilement de certaines parties de moi que j'ai eu beaucoup de mal à accepter parce que j'en avais honte. Encore une fois, une expérience de lâcher-prise m'a convaincue que cette démarche s'insérait dans ce que j'appelle ma troisième mission de vie[1] et qu'il me fallait, pour atteindre le niveau de guérison intérieure que je recherchais, briser ouvertement mon idéal de perfection en levant définitivement le voile sur les derniers jugements que je portais sur moi-même. C'est donc avec une bonne dose d'humilité que j'entreprends ce travail d'écriture sur le thème de *la guérison intérieure, un sens à la souffrance*, motivée par le souhait que mon expérience et mes réflexions rejoignent tous ceux qui souffrent et leur apportent l'espoir, le soulagement et le sentiment de compréhension qui les supporteront dans leur propre cheminement vers la guérison qu'ils recherchent.

---

1 J'ai consacré la première partie de ma vie professionnelle à l'enseignement aux adolescents et la deuxième à la création du **Centre de Relation d'Aide de Montréal** et de l'**Approche non directive créatrice**[MD], ainsi qu'à la formation des thérapeutes non directifs créateurs.

Chapitre 1
La souffrance physique

Quand je jette un regard rapide sur ma vie passée, je constate que même si elle a surtout été remplie par de nombreux moments de bonheur, elle n'a pas pour autant été exempte de souffrance. Déclenchée par la perte tragique d'êtres chers, par certains problèmes relationnels et par la maladie, la souffrance a marqué toutes les étapes de mon existence. Visiteuse parfois discrète, parfois envahissante, elle a été, à certains moments, la messagère de tourments insupportables. Quand, par exemple, j'ai été possédée par des douleurs intolérables que seule la morphine a pu soulager et par des crises d'angoisse qu'aucun espoir ne pouvait apaiser, il m'a semblé que, malgré mon grand amour de la vie, seule la mort pouvait me délivrer tellement je doutais de ma capacité à traverser tant d'intensité habitée par autant d'impuissance. Malgré tout cela, avec la maladie, cette visiteuse s'est imposée comme une compagne que j'ai appris à apprivoiser puis à accepter. J'ai compris qu'à vouloir la rejeter ou la fuir je me privais du plaisir de vivre. Comme l'exprime en ces mots le docteur Étienne Jalenques dans *La thérapie du bonheur* : « ... nier la souffrance, dit-il, est une tâche impossible pour la bonne et simple raison que la vie est faite de joie et de tristesse, de plaisir et de douleur. L'une ne va pas sans l'autre, de même qu'il n'y aurait pas de nuit s'il n'y avait pas de jour. »

Cette réalité m'a fait reconnaître que, en dépit de son apparente ingratitude et de ses brutales et impitoyables manifestations, cette visiteuse impromptue réveille des ressources insoupçonnées et ce, qu'elle emprunte la porte du corps, celle du cœur ou celle de l'âme. Dans le cas du lupus, c'est évidemment l'entrée du corps qu'elle a choisi de franchir et c'est la souffrance physique qui s'est d'abord imposée à moi le plus fortement. Ce type de souffrance fait l'objet de ce chapitre. En relisant le journal que j'ai tenu pendant ces années, j'ai pu réaliser sa persistance dans ma vie, au cours de la dernière décennie. J'ai pu voir le travail de deuil qu'elle m'a amenée à traverser, j'ai pu voir non seulement la liberté que j'ai perdue mais aussi celle que j'ai trouvée. J'ai pu surtout comprendre l'importance sacrée du corps comme porte d'entrée de l'âme et du divin. J'ai pu enfin savoir pourquoi cette visiteuse ne m'avait pas épargnée.

J'ai mal et, malgré ma volonté, je n'arrive pas à supporter la douleur. Je ne peux plus. C'est trop. J'ai besoin d'aide. Pourquoi cette souffrance ? Pourquoi la progression ? Pourquoi pas la rémission ? Où est le chemin de la libération ?

(2 novembre 1999)

Aujourd'hui, c'est mon anniversaire. J'ai 58 ans. Et j'ai toujours mal dans mon corps. J'ai tellement hâte que disparaissent les symptômes du lupus, cette foutue maladie qui affecte tous les systèmes de mon corps et le détruit lentement. Je suis consciente que ce problème de santé est lié à un manque d'amour de moi, mais il ne suffit pas de le savoir pour guérir. Comme je trouve le chemin long ! C'est *peut-être ça la symbolique du chemin de croix, ce long chemin de douleurs qui mène à la résurrection. Comme j'ai hâte de ressusciter !...*

(22 août 2001)

Fatigue. Manque d'énergie. Ras-le-bol. Je ne suis pas une sainte. Envie de pleurer, de crier : « ASSEZ » « STOP ». *J'en ai assez de la souffrance et des limites qu'elle m'impose.*

(7 janvier 2002)

Déjà dix jours que je suis ici dans cet hôpital de San José. Dix jours alitée à cause d'une infection à la jambe. Cette fragilité à l'infection que me cause le lupus m'emmerde. J'ai trop attendu. J'espérais qu'elle disparaisse sans que j'aie à prendre tous ces produits chimiques qui m'intoxiquent et me vident d'énergie pendant des jours, parfois pendant des semaines chaque fois que je dois les prendre. Je résiste trop à la douleur. J'essaie de la vaincre, mais cette fois je suis allée trop loin. Deux jours de plus et il était trop tard selon les spécialistes qui me traitent ici. Deux jours de plus et... l'amputation. Toujours cette tendance à croire que je peux y arriver toute seule. Mélange de peurs, de courage, d'orgueil et quoi d'autre ?

(12 avril 2002)

Pourquoi cette deuxième pneumonie dans la même année ? Rapport à la respiration, à la vie ? Quel message mon corps veut-il me livrer encore ? Y aura-t-il une fin à cette suite de symptômes ?

(14 mai 2003)

Je me sens emprisonnée par toutes les limites de motricité, d'énergie, d'alimentation que m'impose la maladie. La privation et la faim me tenaillent : pas de sucre, pas de gras, pas de viande, pas de volaille, pas de produits laitiers, pas d'épices fortes, pas d'alcool, pas de produits raffinés, pas de pain, pas de fruits...

(18 décembre 2003)

Moment difficile. Difficile d'accueillir cette souffrance qui envahit tout mon corps ! Difficile d'accepter le découragement et l'impossibilité de me détendre parce que j'ai trop mal. Ce matin, j'ai plus envie de me révolter que d'accepter. Et m'accueillir dans cette révolte n'est pas facile non plus.

(22 décembre 2005)

Qu'il est dur de rester centrée quand je souffre trop ! Aujourd'hui non seulement je n'ai pas une once d'énergie, mais j'ai des douleurs partout dans les bras, les mains, le cou, le dos, les jambes. J'ai du mal à m'en dégager et je me sens triste. Comme il est pénible d'accepter cette maladie lorsqu'elle me fait souffrir et me limite tant ! Je voudrais l'arracher comme on arrache une dent gâtée. Je voudrais contrer la douleur... mais elle reste la plus forte.

(26 décembre 2005)

En me relisant, je reste surprise de voir tout ce que j'ai traversé au cours de ces années, d'autant plus qu'aujourd'hui, je suis en harmonie avec ce passé. Je me rends compte toutefois que c'est l'accumulation des symptômes qui amplifiait le mal. Quand à la douleur physique s'ajoutaient les limites de déplacement, d'énergie et d'alimentation, un travail constant d'accueil de mon vécu et d'intériorisation était essentiel pour que je ne glisse pas dans le découragement et la victimite. De toutes ces restrictions, je crois que l'une des plus torturantes a été la privation quotidienne de nourriture. Comme mon corps assimilait difficilement les nutriments alimentaires nécessaires à sa survie et qu'il en résultait un manque d'éléments essentiels à son fonctionnement normal, je souffrais de la faim presque en permanence. Je devais veiller à ce que mon obsession de nourriture n'exerce pas son pouvoir envahissant et destructeur sur moi sinon je devenais aussi dépendante de la nourriture que le fumeur l'est de la nicotine. Il s'agissait là d'un travail psychologique en profondeur dont je parlerai surtout au chapitre 7. Le but poursuivi était de comprendre d'où venait ce rapport à la privation, de me libérer des croyances limitatives de l'éducation religieuse par rapport au plaisir et de me libérer aussi de mes refoulements et des souffrances qu'ils contenaient.

Je peux dire toutefois que cette envie persistante de manger m'a rendue vraiment empathique à ceux qui souffrent de la faim, que ce soit à cause de la pauvreté, de l'obésité ou d'une obligation à suivre un régime alimentaire pour des raisons de santé. Subir la faim, spécialement dans nos pays d'abondance où tout nous invite à manger, les vitrines des magasins spécialisés, les restaurants, les traiteurs, la publicité, était pour moi une grande souffrance. Cette privation devenait d'autant plus difficile quand, au cours des repas de famille ou des soupers avec des amis, je devais me limiter à regarder les autres profiter de tout ce dont ils avaient envie sans pouvoir partager avec eux les plaisirs de la *bonne table* et du *bon vin*. Il faut l'avoir vécu sur une période assez prolongée, voire pendant des années, pour savoir que la dose de volonté nécessaire pour résister au supplice de Tantale est considérable.

À moins d'être un ascète, on choisit rarement de s'imposer tant de restrictions. Le fait est que pendant les premières semaines, j'ai vécu l'apparition des symptômes du lupus comme une entrave austère à ma « LIBERTÉ EXTÉRIEURE », **cette forme de liberté qui nous est accessible quand le corps et la vie ne nous imposent pas de limites**. Il faut l'avoir perdue pour réaliser à quel point elle est précieuse.

Être libre a été un objectif que j'ai cherché à atteindre toute ma vie. J'en ai d'ailleurs fait le but de la démarche de croissance personnelle à travers l'ANDC^MD [2]. Cet amour de la liberté, je l'ai, à ce titre, largement développé dans deux ouvrages que j'ai consacrés entièrement à ce sujet soit *La liberté dans la relation affective* et *Aimer sans perdre sa liberté*. Malgré le fait que j'avais approfondi ce sujet, cela n'a pas été plus évident pour moi de rester étendue sur mon lit pendant des heures voire des jours à cause de la douleur, de me retrouver à certains moments dans l'impossibilité de me laver seule, de cuisiner, même d'écrire parce que j'avais trop d'inflammation dans les mains, de ne pouvoir marcher ni me déplacer parce que mes jambes étaient trop enflées et trop douloureuses. Cela n'a pas été facile de me priver quotidiennement de nourriture et de renoncer à faire ce que je voulais et à réaliser mes projets parce que j'étais complètement vidée d'énergie.

Ce qui m'a aidée à accepter petit à petit ces conditions et à les vivre le plus souvent avec une certaine

---

2 Approche non directive créatrice^MD

sérénité, c'était de m'imaginer à la place de ceux qui ont perdu pour toute leur vie l'usage de leurs membres à la suite d'un accident ou encore de penser aux enfants affectés par des maladies dégénératives et aux personnes âgées qui, jour après jour, se voient privées de leurs capacités. Penser à tous ceux qui, partout dans le monde, sont aux prises avec des souffrances chroniques et des maladies incurables dont ils n'arrivent pas à arrêter la progression m'a aussi aidée. Enfin, ce qui a contribué à mon acceptation de ces conditions de vie, c'est le fait d'assumer les conséquences de mes choix à propos du traitement et de me tourner vers le centre de moi-même pour y cultiver une autre forme de liberté qui est la « LIBERTÉ INTÉRIEURE », **cette forme de liberté que nous expérimentons quand, dans les moments où nous sommes en contact avec notre force intérieure, nous ne ressentons aucune limite aux sentiments de PAIX, de SÉRÉNITÉ et d'AMOUR**. Évidemment, ce cheminement ne peut se faire du jour au lendemain parce que **la liberté intérieure ne remplace pas la liberté extérieure. Elle adoucit progressivement le sentiment de perte et comble des besoins profonds bien différents des besoins du corps et de ceux du cœur : les besoins de l'âme.** Aussi, quand survient une perte de liberté extérieure, un deuil est nécessaire et il faut du temps pour s'adapter à de nouvelles conditions de vie.

Pour que la période de deuil de mon énergie vitale et de ma santé d'antan soit plus douce et plus courte, il a été important pour moi de ne pas me laisser tirer par le passé et de ne pas m'enliser dans un regret stérile : par exemple, me répéter mentalement qu'« avant » j'avais de l'énergie ou qu'« avant » je pouvais faire ce que je voulais ou encore qu'« avant » mon corps était plus souple, plus ferme, plus solide et même plus beau. Ne pas entretenir ma culpabilité par des « J'aurais dû » et ne pas nourrir la « victimite » par des « Si ma mère avait fait ceci... ou si mon conjoint avait fait cela, ... » m'a beaucoup aidée. Composer avec la réalité a allégé ma souffrance parce que je me suis libérée ainsi de tout ce qui pouvait s'ajouter aux difficultés du moment présent.

C'est probablement grâce à ces attitudes que, en dépit des privations et des douleurs chroniques que j'ai vécues, cette traversée houleuse ne m'a laissée jusqu'à présent ni aigrie, ni amère et que, au cours de ce voyage tumultueux, j'ai même connu de très nombreuses plages d'espoir et de paix. Je vis aujourd'hui cette expérience un peu comme j'ai vécu chacun de mes quatre accouchements, avec un sentiment d'accomplissement extraordinaire. De la partie de cette route cahoteuse parcourue jusqu'à maintenant, il me reste une succession d'images de petites renaissances que je dois à ce grand maître qui porte en lui la sagesse de la vie et qui n'est nul autre que le corps. Ce corps que j'ai négligé, abandonné, bafoué, ce corps que je n'ai ni écouté, ni compris, allait être, par les messages nombreux et puissants qu'il portait, ma principale source d'évolution vers la guérison intérieure. Grâce à lui, j'ai remis en question mon rapport au repos, à l'écoute des sensations, aux limites et aux valeurs. Grâce à lui, des bouleversements se sont produits et se manifestent encore quotidiennement dans ma vie parce que je lui ai donné enfin sa véritable place de guide indispensable sur le chemin qui mène à l'âme et à la Vie.

Comme le corps était pour moi un instrument au service de mon besoin de performance, un élément fondamental manquait à son épanouissement : le repos. Je croyais, comme je l'ai écrit précédemment, que de bons exercices quotidiens et une alimentation saine et équilibrée suffisaient largement à satisfaire ses besoins et à le rendre efficace.

Jusqu'au début des années 90, j'ai limité les moments de répit de ma vie aux nuits de sommeil. Le jour était fait pour l'action. Lorsque je prenais des vacances, c'était toujours des vacances actives, sans périodes de relâche. La relaxation me paraissait une perte de temps. Je l'abordais comme un moyen de me changer les idées en choisissant quelque activité agréable et surtout quelque chose d'utile qui n'était pas du travail à mes yeux, mais qui ne me permettait pas de m'arrêter non plus, par exemple, marcher ou cuisiner. Aussi, je profitais de mes semaines de congé pour mettre à jour tout ce qui ne l'était pas dans ma vie personnelle et professionnelle ou encore pour voyager. Je ne comprenais pas les gens qui passaient leurs vacances à ne rien faire dans un hôtel ou dans un autre lieu de villégiature au bord de la mer et je les jugeais. Je considérais ce choix inutile et sans intérêt. Je privilégiais plutôt les visites culturelles qui nourrissaient mon esprit et comblaient mon besoin boulimique de connaissances.

Puis, un jour, pour faire plaisir à mon conjoint qui rêvait d'un séjour tranquille à profiter du soleil et des plages des pays du sud, je lui ai offert comme cadeau de Noël une semaine de vacances au bord de la mer dans un pays que j'aime particulièrement, le Mexique. Malgré les recommandations insistantes de mon agent de voyage qui me répétait les avantages financiers d'un séjour de deux semaines, j'ai opté pour un voyage de sept jours parce que je ne pouvais m'imaginer de subir quatorze longues journées consécutives d'oisiveté. J'étais convaincue que je m'ennuierais pour mourir d'autant plus que je trouvais ridicule l'idée de payer pour aller dans un pays étranger sans le visiter et pour se cantonner durant toute la durée du séjour dans un seul lieu choisi avant de partir. Ce projet ne me stimulait pas parce qu'il était dépourvu d'aventures et d'imprévus, éléments, selon moi, indispensables à l'intérêt des voyages. J'étais toutefois heureuse de répondre au désir de mon mari et de partir seule avec lui, sans la présence des enfants qui, habituellement, nous accompagnaient dans nos déplacements. J'étais loin de me douter que je découvrirais, dans ce petit village mexicain, les bienfaits de la détente, du repos et surtout le bonheur indescriptible de me faire servir et de n'avoir, pour une fois dans ma vie et sur une période aussi prolongée, rien à penser, rien à organiser, rien à prévoir.

N'avoir qu'à m'occuper de moi tenait davantage du fantasme que de la réalité, centrée que j'étais sur les besoins des autres au détriment des miens et enlisée dans des engagements qui occupaient tout mon temps. Cette année-là, j'ai quitté Puerto Vallarta les larmes aux yeux avec le regret d'avoir ignoré les conseils de mon agent de voyage et avec la ferme résolution de retourner au même endroit l'année suivante pour une période beaucoup plus prolongée. S'entrouvrait alors, par cette expérience, une porte sur une nouvelle aventure, celle d'un voyage que je qualifierais d'initiatique. En effet, je venais d'emprunter sans le savoir de nouveaux sentiers qui, au fil des années, m'ont menée vers des horizons bien différents de ceux que j'avais connus jusqu'alors, les sentiers de plus en plus délimités de la guérison intérieure.

J'ai répété l'expérience non seulement l'année suivante, mais tous les ans, pour une période de trois à quatre semaines, jusqu'en 1999, année du diagnostic. Ainsi, un mois par an, je décrochais des activités stressantes et des exigences de plus en plus contraignantes de mon travail pour relaxer au son des vagues et contempler tous les soirs les fabuleux couchers de soleil de Puerto Vallarta. Ceux-ci, comme une offrande sans cesse renouvelée, couronnaient la fin du jour et, par leur beauté et leur splendeur, me plongeaient dans l'univers paisible et bienfaisant de la rencontre avec l'Invisible et le Grand Tout.

Malheureusement, aussi bénéfiques qu'ils aient été, ces moments de détente, de contemplation et de grâce étaient presque uniquement limités à mon envolée annuelle vers cet espace oasien qui longe la mer du Pacifique. Mis à part les périodes ritualisées de méditation matinale, je n'arrivais pas à introduire la relaxation dans le brouhaha de mon existence. Ma vie beaucoup trop chargée par les engagements et les échéances et mon esprit beaucoup trop rempli par des pensées de création, d'organisation et de résolution de problèmes m'empêchaient de m'occuper quotidiennement de mes besoins impératifs de calme et de repos. Il m'a fallu le choc d'un diagnostic sévère et surtout le langage incontournable de la maladie pour remettre sérieusement en question un fonctionnement, voire un conditionnement, qui avait régi toute ma vie.

C'était beaucoup plus qu'un apprentissage à la détente dont j'avais besoin, c'était d'une démarche d'harmonisation du corps et de l'esprit, de la fin d'une sorte de combat contre le corps que je voyais comme un obstacle à l'évolution de la conscience et à ma réalisation lorsqu'il n'était pas performant. Je devais faire de ce corps un ami, un allié, en prenant soin de lui et en me mettant à l'écoute de sa sagesse. À ce sujet, Françoise Granier et Marc de Beaumont affirment quelque chose de très juste, à mon sens, qui rejoint mon expérience : « Le corps sait. (...) Bien souvent cependant nous lui imposons nos pensées, nos actions, même quand il refuse, jusqu'à ce qu'il cède. Un jour, pourtant, parce que nous sommes en danger, il n'obéit plus. C'est un signe de sagesse. La situation commande, le corps sonne l'alarme. Ne pouvant plus jouer son rôle de régulateur, il crée des symptômes, il s'organise pour maintenir l'inconfort ou se laisse détruire jusqu'à ce que nous l'écoutions. (...) Et dès qu'il se sent, enfin, reconnu, accepté dans ses besoins, le corps se réorganise, dans le sens de la vie, stimulant les processus de vitalité, d'autoguérison. »[3]

« Le corps sait. » Comme c'est vrai ! Il est doué d'une sagesse que le mental ne connaît pas. D'ailleurs, dans un dialogue que j'ai entretenu avec lui dans mon journal du 21 décembre 2005, il me dit :

— *Écoute-moi. Écoute ma douleur. Elle te parle. L'entends-tu ?*

— *Je n'entends rien.*

— *Calme-toi et écoute. Il y a dans cette douleur un message. Ne force pas. Ne lutte pas. Écoute seulement et accueille-la.*

---

3 Françoise Granier et Marc de Beaumont, *Notre corps a une sagesse*, revue D'Âmes et d'hommes, automne 1995, p. 33

> — (*Très long moment de silence*). Oui, *dans le silence, j'entends enfin. J'entends que tu as besoin d'amour, de tendresse, de douceur, mais que tu ne supportes plus l'effort, encore moins le mépris de tes besoins. Tu veux être aimé avec cette douleur en ce moment, tu souhaites que je sois bonne avec toi, que je t'accepte comme tu es, que je ne lutte plus contre toi et contre la souffrance.*

J'ai compris qu'il me fallait cesser de lutter et de m'épuiser dans le combat parce que c'est dans la détente que le corps peut parler. Il est celui qui sait, encore faut-il qu'on l'écoute. Le dialogue entretenu avec lui depuis le diagnostic m'a fait voir l'importance de m'accorder des moments de répit dans l'action. Quand je me place dans un état de calme et de totale inaction, une voix inaudible jaillit des profondeurs de mon être et cette voix qui, ce 21 décembre 2005, m'a rappelé les vertus apaisantes de l'acceptation, m'a surtout ouvert petit à petit le chemin qui m'a conduite vers une écoute vraiment révélatrice de ma dimension corporelle.

Comme j'ai mis du temps à comprendre ce qu'était et ce qu'impliquait la véritable écoute du corps ! J'ai cru longtemps que mon attention à ses besoins alimentaires et moteurs, de même qu'aux symptômes de fatigue et de douleurs qu'il manifestait, suffisait. J'avais le sentiment d'être présente à lui, même si j'étais consciente que j'étais loin de répondre à tous ses désirs et à toutes ses exigences. Il m'a fallu l'expérience de la maladie pour me rendre compte que je m'étais limitée à une approche extérieure du corps et que, malgré mes trente-cinq années d'intériorisation au moyen de la méditation transcendantale que je pratique toujours, malgré ma foi en la force intérieure, je n'avais encore jamais expérimenté la seule écoute qui mène à la guérison profonde : l'écoute du corps à partir de l'intérieur.

Cette écoute m'était restée inaccessible jusqu'alors, car elle nécessite une présence totale à ce qui est, ici et maintenant, AU-DEDANS de soi. En effet, c'est seulement en tournant le regard vers le dedans dans l'instant présent que nous pouvons ressentir ce qui se passe en nous. Sans cette démarche d'intériorisation, nous restons prisonniers du monde extérieur et nous laissons à notre intelligence rationnelle tout le pouvoir sur nos vies. Je reconnais que cette forme d'intelligence nous est indispensable. En effet, elle est nécessaire à l'organisation pratique et concrète de notre vie et à la réflexion créatrice qui nous permet, notamment, de trouver un sens à nos épreuves. Elle est également indispensable pour traduire en mots nos expériences vécues et pour créer la relation aux autres, relation sans laquelle toute guérison demeure impossible. Cependant, quand elle s'immisce dans des domaines qui se situent hors de son champ de compétence, comme le monde des émotions et celui de la vie spirituelle, et qu'elle cherche à les régenter par la rationalisation et l'intellectualisation, elle nous cause beaucoup de souffrance parce qu'elle nous empêche d'accéder à notre monde intérieur. Elle provoque le refoulement des émotions, ce qui est probablement la plus grande cause de la majorité de nos douleurs psychiques, comme nous le verrons plus loin.

Lorsque je pratique cette écoute intérieure au moyen de la relaxation et de la méditation, je peux ressentir ma respiration sans la transformer et sentir l'énergie globale qui circule dans mon corps comme le suggère Eckart Tolle dans L*e pouvoir du moment présent.* Je peux percevoir celle qui va et vient dans ma tête, dans mes organes, dans mes membres, dans mes chakras. Je peux aussi découvrir les zones où cette énergie vitale est bloquée et attendre qu'elle y passe. Il ne s'agit pas de concentration, mais de centration, la différence étant dans le fait que la centration met l'accent sur le ressenti plutôt que sur l'activité de la pensée. Elle mène directement au cœur de notre être, à ce que le christianisme appelle le royaume des cieux et que le bouddhisme nomme nirvana : ce lieu où dans les espaces de silence qui interrompent le flot de mes pensées, je ressens une paix incommensurable, une sérénité indescriptible et un amour sans limites pour tous les êtres vivants.

Dans cet état de centration qui résulte d'un passage du faire à l'être, de la pensée au ressenti, du monde extérieur au monde intérieur, j'expérimente un sentiment de bien-être absolu et de sécurité indéfectible. Je me sens en contact avec une présence intérieure qui m'apaise, m'accompagne, me supporte et en laquelle je peux m'abandonner en toute confiance. Je trouve au cœur de moi, quand je suis bien centrée, la solution à tous mes problèmes et la réponse à toutes mes questions, non pas la réponse que je cherchais rationnellement auparavant, mais la réponse qui vient de la forme de pensée que Jean Lerède, dans son livre L*a psycho-spiritualité survie de l'espèce humaine*, appelle la pensée irrationnelle. Cette forme de pensée ne fonctionne pas sur le mode analytique et fragmenté de la pensée rationnelle, mais appréhende le monde d'une manière globale par le biais de l'expérience. Quand je l'ai découverte, j'ai compris pourquoi toutes les recherches que j'avais effectuées, grâce à mes facultés mentales, pour savoir si Dieu existe, n'avaient jamais réussi à assouvir mon besoin de connaissance en ce sens. Je n'ai trouvé ni dans les livres ni dans les religions aucune façon satisfaisante de confirmer l'existence de Dieu

Puis un jour, j'ai compris que ce n'était pas par la voie de la tête que je le découvrirais, mais par celle du corps et du cœur parce que **Dieu n'est pas un objet de connaissance, mais un sujet qui se manifeste uniquement au moyen de l'expérience.**

Voilà pourquoi les théories et les dogmes le concernant ne m'ont jamais convaincue de son existence. Il m'a fallu, au contraire, décrocher de mon besoin de SAVOIR et me pencher vers l'intérieur de moi-même pour expérimenter enfin le bonheur, que je voudrais tant pouvoir partager, de sentir en soi la présence apaisante du divin. Je ne pourrai jamais décrire adéquatement ce que je ressens quand j'entre en contact avec cette Énergie parce que le mental est trop étroit pour saisir ce que seule l'expérience peut révéler.

Vous qui me lisez, si vous n'avez pas encore ressenti cette Présence qui non seulement vous habite, mais qui constitue ce que vous êtes et tout ce qui vit, je vous encourage à vous arrêter, à tenter de faire taire vos pensées sans fournir d'effort, simplement en les observant et en les laissant passer chaque fois qu'elles viennent, comme une parade, et à vous tourner vers le cœur de vous-mêmes en empruntant la porte du corps. Vous n'avez pas à vous concentrer mais à vous pencher doucement vers votre centre. Vous connaîtrez alors les effets sur vous de la véritable méditation. Le succès de ce changement de regard est dans la FACILITÉ de la centration et non dans l'EFFORT de la concentration.

Nous pouvons en effet nous concentrer sur la préparation d'un examen, sur l'exécution d'exercices de respiration aussi bien que sur la résolution d'un problème de mathématiques, ce qui ne signifie pas que la concentration nous plonge immédiatement en état de méditation. La méditation n'existe pas s'il n'y a pas de centration, et le centre de l'homme n'est pas situé en dehors, mais au-dedans de lui-même, au cœur de son être. Cette centration est favorisée par le silence, l'arrêt de toute forme d'activité et la détente du corps.

Nous reconnaissons l'état de méditation en ce qu'il procure toujours une paix profonde et une détente complète de tout le corps et en ce qu'il inspire l'action juste. Il s'accompagne du sentiment sécurisant que nous sommes soutenus par une force intérieure puissante dont l'action est complémentaire à celle de nos forces physiques et mentales. Il s'accompagne aussi de la certitude que nous ne sommes pas seuls et séparés du reste de l'univers, mais, au contraire, que nous sommes tous unis par une énergie commune qui nous permet de donner et de recevoir sans cesse par la pensée au-delà de l'espace, de la matière et du temps.

C'est merveilleux de savoir que cet état de bien-être peut s'atteindre à n'importe quel moment si nous sommes présents *ici et maintenant* à cet espace divin par la centration sur le corps. Contrairement au mental qui, lorsqu'il n'est pas maîtrisé, nous fait osciller comme des girouettes entre le passé et le futur, le corps sait nous amener directement au cœur de la Vie parce qu'il est le temple du cœur, de la conscience et de l'âme. Il est le pont qui fait le lien entre l'extérieur et l'intérieur de nous-mêmes, entre la matière et l'esprit, entre l'humain et le divin. Il est le guide qui conduit vers cet état méditatif grâce auquel nous pouvons atteindre la quiétude et la joie de vivre. C'est précisément dans le fait qu'il nous permet d'expérimenter cet état de bien-être profond que nous pouvons vivre l'expérience de la guérison intérieure. Autrement dit, **cet état d'intériorisation par la voie du corps ne nous dirige pas « vers » la guérison parce qu'« il est », par lui-même, guérison. Aussi, chaque fois que nous sommes tournés vers le dedans et que nous ressentons la paix, la sérénité et l'amour inconditionnel, nous faisons l'expérience de la guérison intérieure.** Parce qu'elle nous est toujours accessible, nous pouvons, par la pratique de la méditation, dont je parlerai davantage dans le prochain chapitre, nous offrir quotidiennement ces moments plus ou moins longs de guérison et cela est prodigieux.

Le problème c'est que la guérison intérieure nous échappe fréquemment et rapidement parce que nous avons appris à servir sans discernement un autre maître que le corps : le mental qui nous maintient dans le monde extérieur et nous incline à prioriser l'AVOIR, le SAVOIR et le FAIRE au détriment de l'ÊTRE. Par contre, fait extraordinaire et encourageant, c'est qu'il suffit d'avoir expérimenté une fois l'état de bien-être dont je parle pour vouloir le revivre et pour accepter d'entreprendre la démarche qui consiste à laisser au mental la place indispensable qui lui revient dans notre vie et à permettre enfin au corps d'accomplir son rôle de guide vers le monde intérieur. Ce rôle le rend non seulement digne d'une considération et d'un respect sans bornes, mais donne un sens indéniable au phénomène de l'incarnation.

Expérimenter l'état de guérison intérieure par la voie du corps et du dedans est l'un des plus beaux cadeaux que m'ait apporté la maladie. Cette expérience a changé ma perspective par rapport à la guérison physique en ce sens que j'ai cessé d'en faire une priorité. Au lieu de résister à la douleur et de lutter contre les limites et les privations, au lieu de les combattre et de travailler à leur disparition à tout prix, au lieu de leur faire la guerre ou, au contraire, d'attendre qu'elles se retirent pour pouvoir de nouveau me réaliser, j'ai appris à les accueillir et à vivre avec elles, sans résignation, c'est-à-dire sans abandonner ma foi en la guérison.

J'ai appris à vivre autrement avec cette nouvelle réalité qu'est la maladie plutôt que de me placer entre deux voyages, sur le quai d'une gare, à espérer vivement l'arrivée du prochain train. J'ai pris conscience que j'étais déjà dans un train, que ce train était en marche depuis longtemps et que si j'avais le sentiment de ne pas avancer, c'était parce que j'avais laissé mon esprit emprisonné dans la croyance que je devais en prendre un autre qui me conduirait vers un ailleurs sans souffrance et sans maladie pour que je continue enfin à accomplir ma mission de vie. Je n'avais pas compris que ce corps malade serait précisément la voie royale de mon cheminement vers ce que je cherchais depuis de nombreuses années, vers ce dont j'avais le plus besoin à ce moment particulier de mon existence : la guérison intérieure. Grâce à la douleur physique et à la souffrance psychique qui l'accompagne et dont je vous parlerai dans les quatre prochains chapitres, j'accède chaque jour davantage au centre de mon être, à cette partie de moi qui répond quotidiennement à mon besoin de paix, de joie et d'éternité.

Chapitre 2

La souffrance psychique

Quand les médecins de l'hôpital Sacré-Cœur de Montréal, à la suite de leurs nombreuses investigations, m'ont révélé leur diagnostic, j'ai été immédiatement envahie par des émotions qui m'ont fait pleurer abondamment. Il avait suffi d'un simple adjectif pour me précipiter dans l'impuissance, l'insécurité, la peur et surtout le désespoir. Moi qui m'étais prêtée à tous ces examens animée par un espoir de guérison et de disparition de mes symptômes, j'étais projetée d'un seul coup dans la direction opposée à mes attentes par le pouvoir que j'ai laissé pendant quelques instants au seul mot « incurable ». Ce que j'ai ressenti à ce moment-là était tellement intense que la douleur physique ne m'importunait plus. J'étais entièrement possédée par des émotions qui ont suscité en moi une forme de souffrance bien différente de celle du corps, mais tout aussi importante : la souffrance psychique.

Jamais auparavant je n'avais ressenti si fortement les liens étroits qui unissent le corps, l'émotion et le psychisme. Le fait de l'expérimenter intensément dans tout mon être m'a confirmé une fois de plus que **le SAVOIR sans l'EXPÉRIENCE vécue dans sa propre chair, dans son**

cœur, dans son âme, est comme un squelette sans vie. Par l'expérience, j'ai saisi de l'intérieur le lien indissociable entre la douleur physique et la douleur psychique, et l'importance de l'émotion en tant que phénomène psychosomatique. Toutefois, contrairement au corps, l'émotion est invisible et non palpable, c'est pourquoi c'est à elle surtout que je fais référence quand je parle de souffrance psychique. Autrement dit, **souffrir psychiquement, c'est ressentir des émotions désagréables dont la gamme d'intensité varie entre le malaise et l'angoisse**.

Ce lien entre la souffrance psychique et l'émotion met en évidence le rôle considérable de cette dernière comme indicateur de bien-être ou de mal-être. Son influence sur la santé corporelle, affective et spirituelle n'est plus à démontrer. C'est pourquoi j'ai tant parlé de l'émotion dans tous mes livres, particulièrement de son incidence sur la vie relationnelle. Cependant je n'ai pas parlé de son rapport avec la maladie et j'ai peu parlé de son rapport avec l'épreuve en général. Si je lui accorde une place importante dans cet ouvrage, sous le thème de la souffrance psychique, c'est surtout parce que je veux rappeler aux personnes souffrantes qu'une grande partie de leur soulagement passe inévitablement par leur façon d'aborder le vécu émotionnel déclenché par ce qui les afflige. Trop souvent, malheureusement, ce vécu est refoulé, rationalisé ou, au contraire, dramatisé, ce qui a un impact doublement négatif sur l'état de santé.

Pour sensibiliser davantage ceux qui sont affectés par une épreuve quelconque à l'importance d'une écoute juste de leur vécu, je parlerai dans ce chapitre de ce qui empêche généralement ceux qui souffrent de vivre leurs émotions. Je poursuivrai en expliquant comment gérer et se libérer de ces émotions sans nuire à la santé physique et à la santé psychique et je terminerai en énumérant les moyens qui favorisent l'écoute et la compréhension des messages du vécu émotionnel.

Ce qui nous empêche de vivre nos émotions

Qu'est-ce qui nous pousse, quand nous souffrons, à nous défendre contre l'émotion dite *négative* en la refoulant et en la rationalisant plutôt que de nous laisser couler dans le sens de son énergie sinon la peur de souffrir et le jugement que nous portons sur elle ?

J'ai longtemps jugé sévèrement certaines de mes émotions, particulièrement la peine et la colère, parce que j'avais honte de ma grande sensibilité que je croyais trop intense, voire anormale. Parce que, enfant et adolescente, je dérangeais parfois mon entourage quand je les exprimais et parce qu'elles m'ont aussi attiré le rejet et surtout l'humiliation, j'ai vite conclu que les émotions souffrantes étaient exécrables et que j'étais une mauvaise personne du seul fait de les ressentir. Je les jugeais donc durement et je luttais souvent très fort pour les refouler. J'avais trop peur de perdre l'amour de ceux qui m'étaient chers, peur de décevoir ceux qui ne me connaissaient pas ou me connaissaient peu et surtout peur de subir les mêmes conséquences que celles que j'avais vécues dans le passé si je me risquais de nouveau à les exprimer. C'était devenu un réflexe naturel pour moi de cacher ma peine ou d'en réduire considérablement l'intensité si j'osais la montrer. J'ai vite appris à la réprimer et à la rationaliser. Je laissais ainsi aux personnes de mon entourage tout le pouvoir sur ma vie. Si elles m'approuvaient, j'étais bien et si elles me désapprouvaient, j'étais malheureuse.

J'ai réagi de la même manière au cours des premiers mois qui ont suivi l'apparition des symptômes du lupus avec la tristesse, la peur, l'insécurité et l'impuissance que déclenchaient en moi mes douleurs physiques. J'ai rationalisé ces émotions parce que je ne voulais pas tomber dans l'apitoiement. Cette peur de m'attirer de la pitié provenait d'une expérience relationnelle avec un de mes éducateurs à l'école secondaire dont l'attitude de victime provoquait en moi une constante culpabilité. Je me sentais coupable de sa souffrance et surtout coupable de ressentir pour lui de la pitié et de ne pas l'aimer. Aussi, pour ne pas déclencher cette pitié culpabilisante qui fait fuir l'amour, je me défendais de mon vécu en cherchant constamment des explications à tous mes symptômes : « Quel aliment avais-je mangé qui ne me convenait pas ? Quelle situation de stress avais-je vécue ? Quel geste avais-je posé ou quelle action aurais-je dû poser pour m'épargner cette douleur ? Quelle attitude aurais-je dû prendre avec telle personne ou dans telle situation ? »

Le besoin de trouver une cause à mes douleurs pour les soulager m'obsédait tellement que j'entretenais une nervosité qui plaçait mon corps dans un état quasi permanent de tension. Plus je me questionnais, plus il se rigidifiait et plus mes symptômes persistaient. En essayant de contrôler mes émotions, je perdais paradoxalement le contrôle de tout, spécialement de ma santé.

Pourtant, quoi de plus normal qu'une émotion ? Comment se départir d'un état affectif inhérent à notre nature même d'être humain sans participer à notre destruction ? C'est précisément quand l'énergie émotionnelle du moment présent est bloquée qu'elle finit par céder comme certains barrages à la fonte des neiges et qu'elle provoque soit des maladies, soit des dépressions, soit des débâcles de violence que nous tournons parfois contre les autres, mais le plus souvent contre nous-mêmes.

En effet, sommes-nous vraiment conscients que nous nous faisons violence, que nous réduisons notre énergie vitale et que nous nous créons petit à petit des maladies chaque fois que, dans l'ici et maintenant des situations de la vie quotidienne, nous n'accueillons pas nos émotions parce que nous les considérons, pour une raison ou pour une autre, comme des obstacles à notre fonctionnement *normal* en société ? N'est-ce pas aberrant qu'au nom de la *normalité* nous réagissions dans le sens contraire de notre essence même ? N'est-ce pas étrange que nous soyons tellement dépourvus devant nos troubles intérieurs que nous ne sachions pas comment les gérer et comment nous en libérer sans nuire à notre santé ?

Comment gérer et nous libérer de nos émotions souffrantes ?

La répression de l'émotion se trouve toujours à la source de souffrances physiques et de souffrances psychiques à court ou à long terme parce que la nature n'accepte pas le déséquilibre causé par le refoulement et ne pardonne jamais le manque de respect à son égard. Aussi, plutôt que de lutter contre elle pour la faire disparaître ou de l'amplifier en entretenant des pensées négatives, nous aurions avantage à adopter avec elle les seules attitudes qui puissent éventuellement nous en soulager : l'accueil, l'acceptation et l'écoute.

Accueillir l'émotion, c'est lui laisser sa place quand elle se manifeste sans se laisser submerger par elle ; c'est apprendre, par le travail sur soi, à lever les jugements que nous portons sur elle et, conséquemment, sur nous ; c'est reconnaître qu'il est tout à fait normal de ressentir parfois de la peine, de l'impuissance, de l'insécurité, de la peur, de la colère ou du ressentiment à cause des traces profondes qu'ont laissées en nous nos expériences passées. Accueillir l'émotion, c'est s'aimer assez pour prendre les moyens de l'apprivoiser et de l'accepter quelles que soient sa nature et son intensité. Seul cet accueil nous permettra d'apprendre à la gérer en sollicitant les ressources de notre Conscience profonde.

L'accepter, c'est la prendre comme un cadeau plutôt que comme une enquiquineuse même quand elle se montre désagréable, sans quoi nous n'arriverons jamais à écouter son message. En fait, je suis maintenant convaincue que tout a sa raison d'être dans nos vies, autant les émotions qui nous font souffrir que les maladies et toutes les autres épreuves. Quand elles se présentent, mieux vaut les accepter si nous ne voulons pas nous enliser dans le combat défensif ou la résignation qui nous font reculer plutôt que de nous faire évoluer. L'acceptation nous donne le pouvoir de croître et de changer parce que, grâce à elle, nos actions sont fondées sur la réalité présente plutôt que sur une réalité qui n'existe plus ou qui n'existe pas encore. L'acceptation de nos émotions représente l'unique moyen dont nous disposons pour nous ouvrir à l'écoute des messages qu'elles portent.

J'ai déjà parlé de l'écoute du corps dans le chapitre précédent, mais parler de l'écoute de l'émotion, qu'est-ce à dire ? Un extrait de mon journal du 8 novembre 2005 donne des éclaircissements en ce sens :

> *J'ai tout fait pour me débarrasser de cette angoisse qui m'a tenue toute la nuit éveillée, pour me rendre compte, au petit matin, que je ne l'avais pas accueillie, que je ne l'avais pas écoutée. J'ai essayé de m'en défaire sans la prendre en considération, sans l'observer, sans entendre ce qu'elle avait à me dire, par tous les moyens que je connaissais : pensée positive, respirations profondes, prière, Reiki, visualisations, etc. Je voulais désespérément la paix et je n'arrivais pas à l'obtenir. Au contraire, je l'éloignais de moi. Lorsque j'ai pris conscience que j'essayais de la fuir, je l'ai accueillie et la paix est revenue.*

C'est vraiment en acceptant de faire face à la tourmente intérieure au moyen de l'observation que cette même tourmente devient un phare qui mène à la guérison intérieure parce que, quand nous l'accueillons et que nous l'écoutons, ce qui est bien différent de s'en plaindre ou de s'y complaire, elle nous guide directement vers le bien-être recherché. Ainsi abordée, la souffrance psychique ne représente plus un obstacle à la paix profonde, mais constitue plutôt une porte d'entrée pour y accéder parce qu'elle peut nous révéler des messages qui, quand ils sont entendus, peuvent faire renaître en nous la joie de vivre.

Moyens pour entendre les messages de l'émotion

Afin que notre souffrance émotionnelle nous révèle ses messages, il existe plusieurs façons de l'aborder. Nous pouvons tout simplement l'exprimer à des personnes de confiance susceptibles de nous aider à saisir son langage. Cependant quand cette solution ne nous est pas accessible, nous pouvons approcher le trouble qui nous habite dans le calme et le silence à partir de la Conscience profonde. La Conscience profonde est la partie intérieure de notre être, cette partie que je qualifie de divine parce qu'elle a le pouvoir d'observer, à partir du dedans, les pensées et les émotions pendant qu'elles se produisent, dans l'ici et maintenant d'une situation. Cette Conscience qu'Eckhart Tolle nomme *Présence*, à laquelle Assagioli donne le nom de *Soi*, que Jean Lerède appelle le *Surconscient* et qui a reçu selon d'autres auteurs les appellations de *Supraconscience*, de *Moi supérieur*, de *Guide intérieur*, de *Sage*, agit avec nos émotions comme un bon thérapeute se comporte avec celles d'un patient. Le bon thérapeute ne les juge pas, ne les rationalise pas, ne les réprime pas, ne les dramatise pas et ne les banalise pas non plus. Au contraire, il leur permet d'ÊTRE tout simplement parce qu'il sait qu'elles sont des panneaux indicateurs qui longent la route de nos vies pour nous conduire vers la sérénité et l'amour. Quand nous sollicitons ainsi les vertus de la force intérieure, il s'ensuit que la conscience rationnelle remplit son vrai rôle. Au lieu de nous faire fuir nos émotions par le jugement et la rationalisation ou de contribuer à les dramatiser, elle devient une alliée de la Conscience profonde pour les identifier et déchiffrer les messages qu'elles renferment.

Cette démarche est toujours bénéfique parce qu'elle naît d'une participation de nos dimensions rationnelle et irrationnelle dans le respect de leurs fonctions et de leur nature. De plus, j'ai constaté que, quand j'accueille et que j'observe, à partir du dedans, mes émotions telles qu'elles sont dans le moment présent sans les réprimer, sans me laisser submerger par elles, je n'ai plus à chercher désespérément les solutions extérieures à mes problèmes, car elles viennent à moi au bon moment.

Cette écoute, qui suppose un certain lâcher-prise, est bienfaisante chaque fois que nous sommes envahis par une souffrance psychique, que cette souffrance soit déclenchée par le mal de l'âme, par le mal du corps ou par celui du cœur. Le rapport de la souffrance psychique avec chacune de ces trois dimensions est assez important pour qu'il fasse l'objet des trois prochains chapitres car les messages livrés par une émotion observée dans des conditions propices sont toujours justes et appropriés à nos besoins.

Mais alors, quelles sont les conditions propices pour que nous entendions les messages de l'émotion ?

Les moyens que j'utilise régulièrement sont les suivants : la relaxation, la méditation et le dialogue avec l'émotion qui me fait souffrir.

La relaxation

Je n'insisterai jamais assez sur les bienfaits remarquables de la relaxation. Elle est un moyen privilégié pour lever la défensive et pour faciliter le décrochage des pensées autodestructrices que nous entretenons quand nous sommes frappés par la maladie ou par une épreuve qui déstabilise nos vies. Ces pensées aggravent notre condition parce qu'elles nourrissent la peur, l'insécurité et l'impuissance que nous vivons généralement déjà. Elles nous éloignent ainsi du bien-être que nous recherchons désespérément.

Prendre le temps de m'arrêter pour relaxer n'a pas été facile pour moi qui ai longtemps donné au FAIRE la priorité dans l'organisation de ma vie. J'ai dû m'imposer des moments précis de détente et respecter consciencieusement ces espaces pour en expérimenter les avantages. Aujourd'hui, la relaxation est devenue indispensable à mon équilibre, spécialement quand je suis envahie par une émotion souffrante. Elle est devenue pour moi un excellent moyen de m'occuper de mon corps et de ramener l'émotion à sa juste intensité en me dégageant des mécanismes défensifs de la dramatisation ou de la banalisation. Par la relaxation, je contacte la sagesse intérieure qui me permet de gérer ma souffrance émotionnelle sans la réprimer et sans l'amplifier.

Il existe différentes façons de se détendre. Chacun peut trouver la sienne selon ses goûts et ses capacités physiques et psychiques. Nous pouvons pratiquer la méthode proposée au chapitre précédent ou une méthode déjà connue. Il est possible aussi d'écouter une musique reposante ou de bénéficier des largesses de la nature en demeurant totalement présent à sa beauté et aux sensations qu'elle réveille en nous.

Pour ma part, je pratique la relaxation tous les jours et très souvent plusieurs fois par jour. L'un de mes principaux moyens de relaxer est de m'asseoir au cœur de la nature et de faire corps avec elle. En son sein, je ressens un calme profond et j'entre immédiatement en contact avec la Conscience profonde, c'est-à-dire avec la partie divine en moi. Entrer en relation avec la nature est la meilleure façon de me détendre que j'aie expérimentée et la plus efficace pour trouver la paix. Entourée des fleurs, des arbres, des papillons, bercée par le chant des oiseaux et le murmure des ruisseaux ou par le bruit de la mer, je revis chaque fois l'expérience extatique de la guérison intérieure.

J'ajoute à ce moyen privilégié de relaxation d'autres approches qui procurent à mon corps un bien-être dont je ne peux plus me passer. Tous les matins, je commence ma journée par des exercices de Qi-Gong et, depuis ma rencontre avec Marie-Lise Labonté en décembre 2006 à Paris, je poursuis avec des exercices de libération des cuirasses tirés de son livre *Moments d'éveil corporel*. Ces deux approches, bien que différentes, sont très relaxantes parce qu'elles se pratiquent très lentement en plus de procurer de nombreux autres avantages. Je fais ensuite une relaxation sans mouvements qui consiste à prendre le temps de ressentir l'énergie qui circule dans chaque partie de mon corps. La relaxation au moyen du *ressenti* me procure une détente très profonde parce qu'elle sollicite la sagesse de mon corps.

Je pratique ces moyens de détente successivement durant trente à soixante minutes. Quand j'ai terminé, mon corps est profondément détendu et l'émotion qui m'envahissait ne me possède généralement plus. Je ressens un grand calme propice à la méditation.

La méditation

Que veut dire le mot *méditer* ?

La méditation est souvent appréhendée comme un synonyme de réflexion et d'approfondissement de la pensée. Elle requiert alors une *concentration* qui favorise la cogitation. Bien qu'utile dans certains cas, cette forme de méditation diffère totalement de l'expérience dont je parle ici et qui a pour but, au contraire, de vider l'esprit de toute pensée qui l'occupe et de nous libérer de tout ce qui nous préoccupe. Elle requiert le silence et le retrait de l'esprit rationnel et nous met en relation directe avec la vie intérieure qui est porteuse de PAIX, de SÉRÉNITÉ et d'AMOUR. Bien que la méditation elle-même mène à la détente après un certain temps, cette paix s'obtient plus facilement quand nous sommes préalablement détendus. Pour la sentir, il suffit de se centrer, de préférence les yeux fermés, sur le bien-être intérieur ressenti dans tout le corps après la relaxation ou sur l'énergie qui y circule, et de profiter de ce moment de béatitude pendant vingt à trente minutes. Si des pensées et des émotions nous importunent, il ne faut surtout pas lutter contre elles. Il suffit de laisser la Conscience profonde les observer pour qu'elles s'estompent, puis de revenir à la quiétude du corps détendu.

Le dialogue avec l'émotion

Quand j'ai terminé cet exercice, je suis prête, si je n'ai pas déjà reçu de messages, et si j'en ressens encore le besoin, à dialoguer avec l'émotion qui me fait souffrir, pour accueillir ce qu'elle a à me révéler. Ce dialogue ne peut s'effectuer mentalement ; il est préférable qu'il s'accomplisse au moyen de l'écriture dans un cahier destiné à cette pratique. Le court exemple de conversation écrite du chapitre précédent peut servir de guide en ce sens. Cet exercice peut se prolonger sur plusieurs pages. Pour qu'il soit bénéfique, il est essentiel de laisser aller sa plume sans trop penser, de laisser couler tout ce qui monte de l'intérieur de soi. Si un jugement se pointe sur le contenu du dialogue, il suffit d'en prendre conscience simplement et de poursuivre son écriture.

En procédant ainsi, je suis surprise des réponses que j'obtiens et des messages que je reçois. Je reconnais la pertinence de ces messages en ce qu'ils me paraissent justes et qu'ils me procurent un sentiment de libération tellement extraordinaire que je veux reprendre l'expérience chaque fois que mes émotions me causent une souffrance et me placent dans une impasse.

Ces trois moyens que je viens de décrire et qui me permettent d'entendre les messages de ma souffrance émotionnelle – relaxation, méditation, dialogue – peuvent se réaliser séparément. Pour obtenir les résultats espérés, il n'est pas nécessaire de toujours procéder comme je viens de le proposer. Cependant, cela vaut la peine de s'accorder du temps pour expérimenter la démarche complète de temps en temps. La paix et la satisfaction qu'elle peut procurer en sont la plus grande récompense.

S'il existe une solution efficace et juste à la souffrance psychique, c'est bien d'accueillir l'émotion telle qu'elle est, de l'observer à partir de la Conscience profonde,de l'accepter, d'écouter ses messages, de l'exprimer si possible et surtout de faire confiance à l'intelligence intérieure qui connaît toutes les réponses à nos tourments, comme je l'écrivais dans mon journal du 1er août 2004 :

> *Me laisser porter dans les bras de la Présence. Arrêter de chercher. Me laisser glisser dans sa barque sur la rivière de ma vie. Me laisser porter par le courant. Arrêter de lutter quand la souffrance est trop intense. Laisser ma Conscience profonde entrer dans la nature même du malaise. La laisser pénétrer dans ma peur, dans mon angoisse, dans mon sentiment d'impuissance pour percer le mystère de ma souffrance et pour que j'en retire le meilleur.*

Chapitre 3
La souffrance psychique en lien avec le corps

Comme le physiologique, le psychologique et le spirituel sont inextricablement liés en l'être humain et que ce dernier fonctionne naturellement d'une manière globale, il en résulte que toute atteinte à l'une ou à l'autre de ses dimensions crée un impact sur les deux autres et, par le fait même, sur le psychisme, comme nous l'avons vu précédemment. Nous sommes aussi impuissants à expliquer cette interinfluence que nous le sommes à résoudre l'énigme de l'œuf et de la poule en ce sens que nous ignorons qui, de l'âme oubliée, de l'émotion non entendue ou du corps abandonné est la source première de la maladie ou de l'épreuve.

Tout se passe comme si la psyché, c'est-à-dire le Principe de Vie, en tant que lieu de rassemblement de toutes les dimensions de l'être, réagissait à un déséquilibre profond qu'elle ne pouvait plus supporter. Ce déséquilibre, causé par « le manque » à certains niveaux et par « l'excès » à d'autres niveaux, provoque une souffrance qui se manifeste soit sur le plan corporel, soit sur le plan affectif, soit sur le plan spirituel, selon les besoins d'apprentissage inconscients des personnes affectées. Le choix de la dimension touchée revient à l'intelligence irrationnelle dont la correspondance physiologique serait vraisemblablement le cerveau du coeur, selon les plus récentes découvertes de la physique quantique[4]. Cette forme d'intelligence est douée d'une sagesse qui lui donne le pouvoir de connaître la dimension privilégiée par laquelle peut être obtenu, pour la personne concernée, le retour de l'équilibre et de la santé. Cette sagesse lui vient, à mon sens, de sa capacité à appréhender globalement l'expérience de vie de chacun d'entre nous.

Personnellement, il était clair que le travail du retour à l'équilibre, qui n'est nul autre que le travail de guérison intérieure, devait passer par le corps et la souffrance physique, Chez d'autres, ce même retour à l'équilibre peut passer par le cœur et la souffrance psychique. Dans ce cas, au lieu d'être frappés par la maladie ou par un accident, ces personnes sont affligées par la perte d'un être cher, par un échec, par une dépendance quelconque, par une grande difficulté à réaliser des objectifs matériels ou professionnels, par de constants problèmes relationnels ou encore, par la maladie physique ou psychique d'un enfant ou d'un conjoint. Quoi qu'il en soit, la dimension touchée est généralement celle qui est le plus susceptible de faire évoluer la personne concernée vers l'intériorisation en la conduidant progressivement, à son rythme, du monde extérieur où elle s'enlise dans l'insatisfaction et la souffrance, au monde intérieur où se trouvent la lumière, la paix et la sérénité.

---

4 À ce sujet, je propose la lecture du livre d'Annie Marquier, *Le maître dans le cœur*, publié aux Éditions Valinor en 2007.

Quelle que soit, en apparence, la dimension la plus apparemment affectée, il n'en reste pas moins que la souffrance naît de la participation de toutes les composantes de la personne. Par exemple, je peux affirmer que même si c'est la maladie du corps qui a provoqué ma « chute », j'étais déjà profondément meurtrie émotionnellement quand elle s'est produite. En effet, au cours des années qui ont précédé l'apparition des premiers symptômes du lupus, j'ai vécu de sérieux problèmes d'humiliation, de rejet, d'abandon et de trahison qui m'ont plongée dans de persistantes angoisses et qui m'ont incitée à rechercher désespérément un nouveau sens à ma vie.

Malgré son intensité, la souffrance déclenchée par ces événements ne m'a pas entraînée dans l'effondrement de la dépression parce que la douleur psychique m'était déjà familière. Elle était le prolongement de mes angoisses d'enfant et d'adolescente ainsi que des violents malaises existentiels qui avaient marqué certaines périodes de ma vie d'adulte. Ce n'était donc pas elle qui me précipiterait dans le gouffre du refoulé, mais bien celle du corps avec laquelle je n'avais jamais appris à composer.

Cette nouvelle souffrance qui m'était pratiquement inconnue allait me déstabiliser au point de produire des changements drastiques dans ma vie et de susciter les bouleversements essentiels à ce qui allait être *ma seconde naissance*. Le corps était la porte par laquelle devait passer ma délivrance, ce qui ne signifie pas qu'il était le seul à nécessiter une guérison. Il était en quelque sorte le messager choisi par mon intelligence irrationnelle pour me faire comprendre que tout mon être avait besoin d'aide et qu'il me fallait pénétrer, à travers lui, dans le cœur de mes cellules et de ma psyché pour libérer les couches de souffrance refoulée qui y restaient encore logées et dont mon corps bafoué, brisé et épuisé portait la marque. C'est pourquoi il avait réagi si fortement par la voie du lupus.

Que j'aie été affectée par une maladie auto-immune ne tient pas du hasard. Il existe un lien évident entre cette maladie et mon histoire psychique que mes recherches sur le lupus ont éclairé. C'est précisément de ce lien entre le corps et le psychisme dont traite ce troisième chapitre. Pour l'expliquer, je me référerai à ma propre expérience de la maladie en commençant par présenter un résumé de mes lectures sur le thème du lupus.

Comme le système immunitaire est le système de protection de l'organisme contre tout ce qui peut nuire à son équilibre et à son fonctionnement, lorsqu'il est affaibli, il ne peut plus assurer adéquatement le rôle de protecteur qui lui revient. C'est alors qu'apparaissent les maladies.

Dans le cas spécifique du lupus qui est une maladie inflammatoire, les anticorps n'accomplissent plus leurs fonctions normales. Ils s'attaquent aux organes et aux tissus, ne faisant plus la différence entre ce qui est sain et ce qui est malsain dans l'organisme. Pour se défendre contre les effets de cette confusion, le corps produit de l'inflammation. Comme les systèmes circulatoire, lymphatique, respiratoire, endocrinien, hormonal, reproducteur, musculaire, osseux, digestif et nerveux sont atteints, l'inflammation se manifeste partout, tant au niveau de la peau, des vaisseaux sanguins, des nerfs, des articulations que des organes. Plus cette inflammation est forte, plus les douleurs sont intenses. Comme la recherche scientifique n'est pas assez avancée pour cibler la cause physiologique exacte de ce dysfonctionnement corporel, le lupus est généralement traité par la médecine allopathique au moyen d'anti-inflammatoires et de la corticothérapie. Les effets secondaires que provoquent ces traitements sont parfois tellement sérieux qu'ils causent, à long terme, plus de cas de mortalité que la maladie elle-même. C'est pourquoi j'ai choisi de me traiter par des moyens naturels, notamment l'homéopathie et l'alimentation. En observant l'influence des aliments sur le processus d'inflammation, j'en suis arrivée, sans médicaments, à réduire la douleur et à la rendre supportable. Au cours des périodes particulièrement difficiles, les cures de jus de légumes me sont généralement favorables. Cependant je ne peux pas les prolonger trop longtemps compte tenu de la faiblesse générale occasionnée par le fait que mon corps prend beaucoup d'énergie à se défendre, ce qui lui en enlève considérablement pour assurer normalement ses autres fonctions.

Cela dit, ce qui a motivé mon intérêt pour cette recherche sur le lupus, présentée ici de façon très simplifiée, c'est le désir d'interpréter moi-même son langage psychologique à partir de mon expérience de vie et de ce que je connaissais déjà de mes fonctionnements psychiques. Deux réalités me sont alors apparues clairement. La première, qui concerne ma difficulté à me protéger contre l'envahissement physique et psychologique, ne m'a pas surprise puisque j'y travaillais déjà. Ce qui m'a donné un choc cependant, c'est de constater que mon corps, qui manquait de ressources pour se protéger contre l'invasion des virus, des parasites, des bactéries et des microbes, était en processus d'autodestruction. Il me fallait à tout prix regarder ces réalités en face pour découvrir les messages qu'elles portaient et pour atteindre mes objectifs de guérison.

Toute ma vie, j'ai éprouvé non seulement une grande difficulté à respecter mes limites physiques, mais surtout mes limites psychiques, particulièrement sur le plan relationnel. Je me suis trop souvent centrée sur les besoins des autres au détriment des miens, d'une part parce que j'étais profondément empathique à la souffrance du cœur et que je portais suffisamment d'amour pour être naturellement sensible aux manques affectifs de mon entourage et, d'autre part, parce que je cherchais ainsi à satisfaire mes propres besoins d'amour et de reconnaissance et à me libérer d'une culpabilité de fond. Ce sentiment de culpabilité venait de la croyance, bien implantée en moi par mon éducation religieuse, que je serais marquée au fer rouge par le sceau honteux de l'égoïsme si je mettais mes besoins en priorité. Même quand je me trouvais au bout de mon rouleau, il ne me venait donc pas spontanément de me protéger. À une certaine époque de ma vie, j'étais même pour mon entourage une sorte de centre d'achat qu'on pouvait envahir à volonté et dans lequel entrait et sortait qui voulait, à tout moment de la journée.

Bien sûr, avant le diagnostic du 29 octobre 1999, j'avais pris conscience de ce fonctionnement et j'avais entrepris un travail sur moi en ce sens. Ce n'est pas pour rien que j'ai créé la notion de « mécanisme de protection » et que j'ai mis autant l'accent sur cette notion dans la théorie et la pratique de l'ANDC^MD. Même si, à cette époque-là, les pas que j'avais déjà accomplis pour me protéger de l'envahissement étaient gigantesques par rapport à mon point de départ, la maladie m'a amenée à réaliser tout le chemin qu'il me restait encore à parcourir. Grâce à elle, je me suis rendu compte que, d'un côté, je mordais dans la vie mais que de l'autre, je contribuais, par le manque de respect de mes limites, à gruger dans mon énergie vitale et à m'autodétruire par l'épuisement. Elle m'indiquait qu'il était urgent que j'arrête de m'exténuer et que je m'occupe enfin de moi.

Pour ce faire, il me fallait découvrir pourquoi la maladie s'était imposée si fortement dans ma vie. Certains auteurs, spécialistes de l'interprétation des troubles physiques, affirment qu'elle est la manifestation d'un besoin d'attention. Bien que cette hypothèse soit juste dans certains cas, je savais qu'elle ne s'appliquait pas à moi. Le lupus était plutôt, en ce qui me concernait, un moyen bien inconscient de me libérer des trop nombreuses responsabilités dans lesquelles je m'étais engagée professionnellement. Il me servait d'excuse acceptable pour justifier, sans créer en moi de culpabilité, mon retrait de la vie publique et professionnelle que je n'avais plus la force physique d'affronter et à laquelle je restais accrochée parce que j'étais plus sensible aux besoins de mon entourage qu'aux miens. Il était donc important que je prenne conscience de cette réalité pour apprendre à me protéger par des moyens conscients moins drastiques que par une maladie aussi grave que le lupus érythémateux disséminé. Je ne devais plus, à aucun prix, me faire violence comme je l'avais fait pendant une grande partie de ma vie par manque d'écoute de mon corps et de mes besoins. C'est pourquoi je ne voulais pas me lancer à corps perdu dans cette nouvelle démarche de changement de la même manière que je l'avais toujours fait dans ma vie pour toutes mes entreprises.

Pour éviter de voir mon problème comme une montagne à escalader et pour l'aborder avec calme et discernement, j'ai commencé par reconnaître le chemin que j'avais déjà parcouru quant au respect de moi-même plutôt que de me centrer uniquement sur celui qu'il me restait à parcourir. J'étais très fière de ce que j'avais déjà accompli pour fixer les limites de mon territoire physique. Je savais faire respecter mon lieu de vie, mon bureau, mes heures de travail et mes heures de solitude. Au Centre de Relation d'Aide de Montréal, j'arrivais aussi à faire respecter sans difficulté les règlements de l'école et les exigences de la formation que l'on y dispensait.

C'était sur le plan psychique que je rencontrais un important problème de limites. J'étais souvent rejointe à un point tel par la souffrance des autres et par leurs besoins que je ne ressentais plus les miens dans l'ici et maintenant de la relation. Devant une personne souffrante ou qui avait besoin d'aide ou d'écoute, j'avais beaucoup de difficulté à ressentir mes limites. Souvent, même, je n'existais plus. L'autre, sa souffrance et son besoin prenaient toute la place. J'avais intégré la conviction par ma position d'aînée de famille et surtout par l'éducation religieuse reçue, que le manque d'altruisme était inacceptable. Même quand j'ai pris conscience de ce fonctionnement qui portait préjudice à ma santé, je n'arrivais pas à le changer tellement la croyance que c'était mal de penser à soi était forte et ancrée au plus profond de mon être. M'occuper de mes besoins quand l'autre souffrait ou avait un besoin quelconque exigeait un degré d'amour de soi que je n'avais pas encore atteint. Je portais le sentiment enraciné au plus creux de moi-même que j'étais une mauvaise personne si je n'étais pas parfaite. Par conséquent, les jugements impitoyables que je posais sur moi-même m'empêchaient de reconnaître ma valeur à sa juste mesure et expliquaient largement le rapport à l'autodestruction qui caractérisait le type de maladie qui m'affectait.

Je ne peux cacher le découragement et la honte que j'ai vécus lorsque j'ai pris conscience que des années de travail sur moi n'avaient pas suffi à me guérir de toutes les marques du passé. Malgré ce travail, je ne m'étais pas encore affranchie de cette introjection que j'avais intégrée jusque dans le noyau de mes cellules lorsque j'étais enfant : quoi que je fasse pour répondre aux besoins des autres, ce n'était jamais assez ; il me fallait faire encore beaucoup plus pour être *correcte* et, pour être *aimée*. De toute façon, quand, à certains moments, je pensais m'être enfin dégagée de cette croyance destructrice, elle m'attendait au détour des chemins. Elle étendait sur moi un pouvoir si fort que j'essayais constamment de la combattre, ce qui lui donnait encore plus de puissance.

Les prises de conscience suscitées par la maladie m'ont incitée à cesser le combat et m'ont conduite graduellement vers l'acceptation de mes fonctionnements et de mon rythme d'évolution. J'avais fait tout ce que j'avais pu au cours des vingt dernières années de ma vie pour développer l'amour de moi et la meilleure preuve d'amour que je pouvais m'offrir maintenant était de m'accueillir là où j'en étais sans me juger, sans me comparer, sans m'inférioriser. Il était temps que j'arrête de poursuivre un idéal d'amour de soi qui m'empêchait de m'aimer véritablement. À ce moment précis de ma vie, j'en étais là dans mon cheminement et c'était très bien ainsi.

Si je parle de cette expérience avec autant d'authenticité, c'est parce que je sais qu'elle trouvera un écho dans l'expérience de la plupart des gens qui souffrent. À vouloir être autrement que ce que nous sommes, à vouloir atteindre un idéal abstrait qui nous empêche de nous aimer tels que nous sommes, nous passons à côté de la vie et nous alimentons nos souffrances. Il n'y a pas d'autre façon de nous aimer que de nous prendre comme nous sommes avec nos manques, avec nos faiblesses, avec nos fonctionnements répétitifs insatisfaisants et avec nos imperfections, ce qui demande une recherche incessante d'authenticité.

Cette acceptation de ma nature humaine me procure un bien-être extraordinaire quand je peux l'actualiser. Elle me libère d'un fardeau inutile que j'ai porté toute ma vie : le fardeau de l'idéal de perfection du Moi. Parce que j'ai écrit un livre sur l'amour de soi, je voulais en arriver à m'aimer inconditionnellement. Mon objectif était tellement élevé qu'il m'empêchait d'accepter les moments où je m'aime moins et ceux où je ne m'aime pas.

Nous disons souvent que nous enseignons ce que nous avons le plus besoin d'apprendre. Je dirais plutôt que **nous enseignons ce que nous avons le plus besoin d'intégrer à nos vies**. En ce qui me concerne, ce que j'avais le plus besoin d'intégrer c'étaient mes savoirs à propos de l'amour de soi et à propos de l'idéal de perfection. Même si je savais que personne ne peut se targuer d'avoir atteint la perfection sur le plan humain, j'éprouvais de la difficulté à accueillir mes faiblesses dans *l'ici et maintenant* des situations de la vie quotidienne. Pourtant, nous sommes tous en cheminement et ce qui nous intéresse le plus, ce qui nous passionne le plus dans la vie, c'est ce qui va dans le sens de notre quête personnelle. Ce n'est jamais un hasard, par exemple, si tel auteur écrit sur la honte, tel autre sur la confiance en soi ou tel autre sur la relation. D'ailleurs, ce qui fonde les théories des plus grands maîtres de la psychologie comme Freud, Jung, Assagioli et Rogers, pour ne nommer que ceux-là, ce sont leurs expériences personnelles et leurs propres crises existentielles, même s'ils en parlent plus ou moins dans leurs œuvres. Il suffit de lire leur biographie pour s'en convaincre. Leur désir de partager le résultat de leurs découvertes est, selon moi, leur moyen d'apporter quelque chose aux autres et d'accomplir leur mission de vie. La preuve en est que, au-delà de l'espace et du temps, ils rejoignent encore des milliers de personnes partout dans le monde. S'ils avaient attendu d'être parfaits pour écrire, ils auraient privé l'humanité d'une richesse monumentale qui lui a indéniablement permis d'évoluer sur les plans psychologique et spirituel depuis près d'un siècle.

Tous nous savons que nous avons des limites et des faiblesses, cela ne nous empêche pourtant pas de vouloir atteindre la perfection. Un idéal de perfection, souvent entretenu par l'éducation, crée un fossé entre ce que nous sommes et ce que nous voulons être. Le fait est que la plupart de nos souffrances sont causées par cet écart. L'épreuve, pour celui qui l'aborde comme une occasion d'évolution, peut favoriser la réduction de cet espace entre le Moi et l'idéal du Moi.

Pour mesurer cet écart, il suffit d'observer l'ampleur de nos exigences envers nous-mêmes et le degré de tolérance que nous montrons vis-à-vis des faiblesses des autres. Pour ma part, à un certain moment de ma vie, j'étais ébranlée quand je constatais qu'un grand maître spirituel, un auteur connu de livres de psychologie ou de croissance personnelle ou un éminent professeur, que j'avais idéalisé, n'était pas parfait et qu'il n'agissait pas toujours dans le sens de son enseignement. J'étais déçue qu'il ne soit pas aussi parfait que je l'avais imaginé parce que j'avais projeté sur lui mon propre idéal de perfection. Au lieu d'y correspondre, il me ramenait à ma propre réalité de personne imparfaite. Si je le jugeais ou le rejetais à cause de son imperfection, c'est moi-même que je jugeais et rejetais. J'entretenais ainsi un écart entre moi et mon idéal. Je souffrais profondément de cet écartèlement.

Maintenant, je sais, pour avoir côtoyé un grand nombre de ces illustres personnes et pour avoir écrit moi-même des livres de psychologie, que tous ceux que nous idéalisons sont, comme nous, des êtres humains qui pratiquent leur enseignement le plus honnêtement possible et qui poursuivent leur cheminement sur la route de l'intégration de ce qu'ils enseignent. La vérité, c'est que les processus d'intégration ne s'arrêtent, pour chacun d'entre nous, qu'avec la mort. Alors, **mieux vaut nous accueillir et nous aimer tels que nous sommes MAINTENANT plutôt que de chérir une image parfaite de nous-mêmes que nous n'atteindrons probablement jamais en tant qu'êtres humains**. Aucun changement durable n'est possible s'il ne s'appuie sur la réalité et sur l'acceptation de cette réalité telle qu'elle est. Or la réalité, c'est ce que nous sommes aujourd'hui et non pas ce que nous serons quand nous aurons atteint la perfection parce que, ce jour-là, il est possible que nous ne soyons plus sur cette terre. L'amour de soi est concentré dans cette acceptation et l'allègement de la plupart de nos souffrances aussi.

J'en suis consciente, il ne nous est pas donné de nous accepter tels que nous sommes puisque nous ne l'avons peut-être pas toujours été dans le passé. Nous devons, pour y arriver, accomplir un travail en profondeur afin de nous libérer des couches de souffrances refoulées et accumulées dans notre psychisme au fil des années et qui contaminent ici et maintenant notre santé physique et notre santé psychique. Chez certaines personnes, à cause de leur histoire personnelle et du niveau de vulnérabilité qui en découle, ces couches sont beaucoup plus nombreuses et beaucoup plus profondes que chez d'autres. Les événements douloureux de la vie, comme la maladie ou les problèmes relationnels, peuvent favoriser la levée de ces couches ou contribuer à en ajouter de nouvelles. Nous avons le choix. Quand nous ne sommes pas prêts à nous remettre en question, nous restons prisonniers de nos fonctionnements répétitifs automatiques qui nous enlèvent du pouvoir sur notre vie et nous rendent de plus en plus rigides et malheureux en vieillissant.

À ce sujet, mon expérience de vie m'a appris une chose qui m'a apporté la paix intérieure, à savoir que **tous les problèmes quels qu'ils soient, particulièrement les**

problèmes relationnels, trouvent leur source et leur solution à l'intérieur de nous-mêmes. Nos déclencheurs ne sont pas nos bourreaux. Ils sont nos maîtres. Ils ne sont pas responsables des blessures qu'ils réveillent en nous. La plupart du temps, elles y étaient déjà, mais grâce à eux, l'occasion nous est donnée de les regarder en face et de travailler à nous en libérer. C'est pourquoi, devant toutes les épreuves de la vie, spécifiquement celles qui nous viennent de nos relations, nous avons toujours un travail à faire avec nous-mêmes, celui de plonger dans nos zones refoulées. Sans ce travail, la rencontre avec l'autre ne donne que des satisfactions temporaires. En effet, quand revient le même type de déclencheur, nous sommes atteints aussi profondément que nous l'avons été antérieurement et nous réagissons défensivement avec autant d'intensité.

Par contre, quand nous voyons nos épreuves comme des tremplins et que nous nous en servons pour effectuer un travail d'introspection, nous arrivons à enlever une à une les couches réprimées plutôt que de les accumuler. Chaque fois que nous réussissons à en démystifier une, nous sommes récompensés par des découvertes qui suscitent des changements favorables dans nos vies et un sentiment de libération extraordinaire. Ce sentiment dure jusqu'à ce qu'une autre situation difficile déclenche de nouveaux noyaux de souffrance refoulée. Cette nouvelle situation exige alors une autre période d'introspection pour favoriser une compréhension plus large des processus psychiques et une libération plus profonde. Cela entraîne des changements bénéfiques tant dans notre vie personnelle que dans notre vie professionnelle.

C'est ce qui s'est produit pour moi avec le lupus et surtout avec les événements pénibles qui l'ont précédé sur le plan relationnel. Ces événements m'ont fortement incitée à prendre l'entière responsabilité de mon vécu plutôt que de l'attribuer aux déclencheurs de mes souffrances, sans quoi je serais restée victime et impuissante. Ils m'ont aussi invitée à plonger dans des couches de douleurs psychiques plus profondes que je n'avais pas encore pénétrées et à les soulever une à une pour m'en libérer. Cette démarche n'a pas été facile, parce que j'avais peur. Je me doutais bien que les parties les plus enracinées de ma caverne intérieure dont je parlerai plus loin étaient celles qui renfermaient les douleurs les plus intenses et les plus effroyables, particulièrement en ce qui concerne les sources du manque d'amour de moi. Malgré ma peur de souffrir, je savais que je ne pouvais plus fuir ces souffrances psychiques sans passer à côté du message clair de la maladie. Cette dernière était un cri d'alarme que je me devais d'écouter.

La peur de souffrir est généralement l'obstacle majeur à la démarche d'intériorisation et de libération. Elle est pourtant très légitime. En effet, l'ici et maintenant de la maladie ou de l'épreuve étant déjà souffrant, il nous est difficile d'affronter en plus le refoulé qui en est l'une des principales causes. On ne peut cacher qu'entreprendre ce périple au cœur de l'être, c'est risquer de traverser des heures de tempête parfois éprouvantes, c'est accepter de passer par des morts et des deuils successifs avant de renaître et de voir la lumière.

Dans ma vie, chaque fois que j'ai franchi avec un souci d'authenticité ces *passages initiatiques*, la récompense a toujours été au-delà de mes espoirs. C'est ce qui m'encourage à poursuivre ma route au fond de moi, même si parfois je suis terrifiée quand je m'engage dans les méandres de ces aventures intérieures. Au départ, j'ai toujours envie de fuir. C'est, en fait, en fuyant tous les petits voyages du quotidien que je m'éloigne du grand voyage parce que, aussi négligeables qu'ils paraissent, ils sont souvent les autoroutes qui mènent vers la guérison intérieure. Cependant la peur est parfois plus forte. Elle me tire en arrière alors que je veux aller de l'avant. Elle m'entraîne vers une recherche défensive de solutions extérieures qui ne me satisfont pas, comme en témoignent ces extraits de mon journal.

> *Je ne suis bien nulle part. À l'intérieur de moi, c'est agité, tendu. Je me sens mal dans tout mon corps. Et j'ai peur. Toujours envie d'être ailleurs. Envie de fuir, de partir pour fuir la souffrance. Partir à la recherche de solutions. Partir pour échapper à ma douleur. Pour aller où ? Le problème, c'est que je ne peux pas partir sans moi, sans ce corps lourd et malade, sans cette angoisse qui me déchire.*
>
> (15 mai 2001)

> *Ces temps-ci, je ne suis bien nulle part et je ne sais pas ce que je veux. Parfois, je voudrais trouver une bouée, quelque chose ou quelqu'un qui puisse m'aider et, d'autres fois, je me rends compte que je suis le problème. Où que je sois, le mal m'accompagne. Où que je sois, je souffre. Où que je sois, je suis profondément triste et fatiguée et je cherche à fuir plutôt qu'à m'écouter. Qui peut m'aider ?*
>
> (12 novembre 2003)

> *Ce qui entretient et nourrit ma souffrance, c'est que je cherche à la combattre pour la faire disparaître. Je veux la fuir, la rejeter, la détruire. Paradoxalement, plus je lutte contre elle, plus elle résiste et plus elle s'accroche. Plus je la traite en ennemie, plus je lui donne d'importance.*
>
> (18 août 2005)

Généralement, quand nous souffrons intensément dans notre corps et notre cœur, surtout si la souffrance est chronique, la réaction première et normale est de chercher à fuir cette douleur. Il faut l'avoir expérimenté pour comprendre. Nous voulons en finir rapidement avec elle et, pour ce faire, nous nous accrochons désespérément à des solutions extérieures comme un amoureux abandonnique s'accroche à son conjoint déserteur. Certains se perdent dans la dépendance aux médicaments, à l'alcool, au jeu, à la drogue, à la nourriture ou à la télévision, quand ce n'est pas dans les dépendances affective ou sexuelle. Certains attribuent aux autres et au monde extérieur la cause de leurs déboires et perdent ainsi tout pouvoir sur leur vie. D'autres enfin, passent d'un spécialiste à l'autre, d'une approche thérapeutique à l'autre, d'un médicament à l'autre, de la médecine traditionnelle à la médecine alternative, pour se rendre compte finalement que ces promesses d'espoir restent bien éphémères et qu'elles se transforment souvent en déception.

Il importe d'apprendre à s'écouter suffisamment pour prendre le seul chemin qui mène vers la libération de nos souffrances : le nôtre. Nous y parviendrons en sollicitant nos ressources rationnelles et irrationnelles. Ainsi, nous ferons des choix appropriés à notre ressenti et à nos besoins, comme le démontre l'exemple suivant.

Quand je suis sortie de l'hôpital le 29 octobre 1999, j'avais en main une ordonnance et la date d'un prochain rendez-vous qui avait été fixé un mois plus tard. L'idée de prendre les médicaments prescrits me préoccupait constamment. Je ne me décidais pas à me les procurer. Je n'arrivais pas à faire un choix qui puisse m'apaiser. Quand je me suis présentée à mon rendez-vous le mois suivant et que j'ai avoué au spécialiste que je n'avais pas encore suivi sa prescription, il a élevé légèrement le ton pour me rappeler que je devais le faire le plus rapidement possible sinon la maladie s'aggraverait et cela entraînerait des conséquences irréversibles. Ces paroles ont déclenché en moi une peur tellement forte que dès ma sortie de l'hôpital, je me suis dirigée tout de suite vers la pharmacie et j'ai acheté les deux médicaments prescrits.

Quand je suis rentrée chez moi, j'ai lu la posologie, bien décidée à commencer le traitement sur-le-champ. Au moment de prendre les premiers comprimés, ma main s'est arrêtée brusquement et mon corps s'est figé sur place. Puis, de l'intérieur de moi s'est imposé avec force un malaise clair qui me criait : « Non, ne prends pas ça. » J'ai immédiatement compris que le geste que je m'apprêtais à poser était suscité par la peur et qu'il n'était pas en accord avec mon ressenti ni avec mes besoins. L'expérience m'a d'ailleurs appris que, à chaque fois que j'agissais sous la motivation de la peur, je faisais presque toujours une erreur.

Cette expérience m'a été particulièrement bénéfique. Elle m'a permis de me rendre compte que je ne voulais absolument pas traiter ce *lupus* avec des produits chimiques, ce qui ne signifie nullement que je ne crois pas en leur efficacité pour d'autres personnes et pour moi-même dans certaines situations. L'important, ce n'est pas le type de traitement que nous choisissons. Ce qui compte, c'est que ce traitement soit en accord avec notre ressenti, nos croyances et nos besoins. Pour respecter cet accord avec nous-mêmes, il est essentiel de confronter continuellement ce que les traitants, les amis, les parents nous disent à ce que nous ressentons au fond de nous, faute de quoi nous risquons de « subir » plutôt que de « choisir ». Nous risquons, quand nous sommes envahis par la peur, l'insécurité ou l'impuissance, de nous laisser trop facilement influencer par la publicité ou par ceux qui veulent sincèrement nous aider et qui nous vantent les effets miraculeux d'un nouveau produit extraordinaire, d'une nouvelle approche prodigieuse ou encore d'un spécialiste exceptionnel. En vérité, la recette miracle applicable à tout le monde n'existe pas. Ce qui s'avère utile aux uns ne l'est pas nécessairement aux autres parce que le processus de guérison diffère d'une personne à l'autre. Personne au monde ne peut prétendre avoir trouvé le secret magique de la guérison universelle puisque chaque cas est unique et le secret de notre propre guérison réside au cœur de chacun d'entre nous. Aussi, si nous nous laissons influencer sans discernement et sans écoute de nous-mêmes par tous les espoirs qu'on nous fait miroiter, nous connaîtrons la désillusion, le découragement et nous nous épuiserons en plus de nous appauvrir matériellement.

Si je partage tout cela, ce n'est pas pour condamner la recherche de solutions dans le monde extérieur. Elle est même nécessaire. Ce n'est pas non plus pour critiquer tout ce qui existe dans le but de soulager la souffrance humaine et de favoriser la guérison. Au contraire, je trouve extraordinaires toutes ces possibilités qui nous sont offertes. De plus, j'ai beaucoup de respect pour le choix des moyens que chacun utilise pour alléger sa souffrance et je suis très reconnaissante envers ceux qui, sensibles à ma situation, ont voulu m'aider. Certaines propositions m'ont d'ailleurs été d'un grand secours.

En fait, le vrai problème en ce qui concerne l'apaisement de la souffrance n'est pas de savoir s'il est préférable de consulter un médecin ou un naturopathe, de suivre un régime sans sucre ou un régime sans sel, d'aller dans un centre de santé ou dans un centre de thérapie. Le vrai problème réside dans la fuite suscitée par la peur. Parce que nous fuyons nos souffrances physiques et psychiques ainsi que la peur qu'elles provoquent, sans prendre le temps de les accueillir et d'écouter leur message, nous devenons des girouettes à l'affût des nouvelles découvertes, des nouveaux produits et des *recettes miracles*. Nous vivons de désillusion en désillusion et nous ne savons pas choisir parmi les propositions offertes, celle qui nous convient le mieux.

Je me souviens d'un certain mois de juillet où je souffrais partout dans mon corps. J'avais tellement mal que je cherchais désespérément les causes et que je me remettais incessamment en question dans tous les domaines de ma vie, au point de me sentir coupable de tout et de rien. À ce moment-là, j'ai navigué d'une solution à une autre et, du même coup, d'une déception à une autre. J'ai versé dans cette attitude de fuite défensive jusqu'à ce que je prenne conscience qu'en glissant directement de la sensation de douleur à la recherche de solutions sans pratiquer aucune écoute de mon corps et de mes émotions, j'étais loin d'agir dans le sens d'un véritable amour pour moi-même. Le problème ne se situait pas dans le désir de me libérer de la souffrance, mais dans le fait d'agir de façon défensive, c'est-à-dire par la fuite.

Je me suis donc arrêtée en silence pour écouter mon corps. J'ai alors ressenti une sensation de brûlure intense logée entre la peau et les os, comme si un feu me parcourait des pieds à la tête. Cette douleur durait depuis des jours et je n'avais pas pris le temps de l'identifier. Je ne voulais qu'une chose : m'en défaire au plus vite. Quand j'ai pris conscience de la brûlure, une image a surgi dans mon esprit, celle d'une source d'eau pure. Cette image m'a apaisée. C'est alors que, dans le calme intérieur, j'ai pu sentir un poids à la hauteur de ma poitrine et, immédiatement, je me suis mise à pleurer à chaudes larmes. Cette libération m'a permis de mettre des mots sur la charge émotionnelle contenue dans ce poids. J'étais envahie par l'impuissance, l'insécurité, le doute, le désespoir et la peur de vieillir malade et sans autonomie. J'ai vu aussi que, lorsque je fuis, je suis menée par la peur qui nourrit en moi des pensées négatives et qui anesthésie ainsi mon sentiment d'amour de moi. Autrement dit, je ne ressens plus l'amour qui m'habite parce que j'ai trop peur. Parce qu'elle n'est pas entendue, cette peur me garde à l'extérieur de moi, dans une recherche effrénée de solutions. Elle m'empêche de m'écouter et d'avancer. Dans ces cas-là, *je suis* la peur. Elle me possède totalement au point de m'aveugler et de me faire perdre le contact avec mes ressources profondes. J'entretiens le manque de confiance en moi et le manque d'amour de moi et je contribue ainsi à accélérer le processus d'autodestruction engagé par le lupus.

Au-delà des remèdes extérieurs pour calmer la souffrance physique et la peur qu'elle provoque, encore une fois je trouve le meilleur soulagement dans l'acceptation de ce que je suis et dans une écoute du corps et de l'émotion qui favorise la levée des couches de souffrance refoulée. C'est aussi dans un état méditatif qui facilite cette écoute que je contacte la PAIX, la SÉRÉNITÉ et l'AMOUR qui me guérissent intérieurement.

Somme toute, c'est le respect de nous-mêmes qui nous permet de nous faire confiance, de faire confiance à la vie et de faire confiance aussi à ceux que nous choisissons pour nous aider. Ce respect nous donne un pouvoir de choisir qui nous empêche de rester victimes de la vie, de la maladie, des événements ou des autres. Il nous donne la force de composer avec ce qui nous arrive et de tirer un enseignement de tous nos malaises et de toutes nos souffrances, tant celles du corps que celles du cœur.

Chapitre 4
La souffrance psychique en lien avec le cœur

Autant le corps malade peut être déclencheur de souffrance psychique, comme je viens de le démontrer, autant la souffrance psychique, qui est surtout d'origine relationnelle, peut causer la maladie. C'est d'ailleurs précisément ce qui m'est arrivé avec le lupus. La souffrance d'origine relationnelle, particulièrement celle qui a précédé l'apparition des premiers signes du lupus a réveillé en moi une blessure passée tellement intense qu'elle s'est manifestée dans mon corps sous la forme de symptômes qui reflétaient exactement mon état psychique. Autrement dit, je n'ai pas été touchée par n'importe quel déséquilibre, mais bien par une maladie dont la nature même correspondait à mon propre fonctionnement psychologique.

Ce phénomène ne tient pas du hasard. Il s'explique par le fait que l'émotion, d'ordre psychosomatique, assure le lien entre le corps et la psyché, c'est-à-dire entre le corps et le Principe de Vie qu'est l'âme : cette dernière étant pour moi la partie invisible de l'être, celle qui donne la vie au corps, qui l'anime et le fait grandir. Elle est l'intelligence irrationnelle, la Conscience profonde, qui appréhende notre être globalement et pour laquelle tout est présent. Pour elle, le passé, le présent et le futur ne font qu'un. Elle détient toutes les informations de nature physiologique, psychologique et spirituelle de notre histoire personnelle et de sa relation avec l'univers. Par conséquent, elle a le pouvoir merveilleux de rétablir l'équilibre que certains de nos choix et certaines de nos expériences ont contribué à déstabiliser, si nous arrivons à lâcher prise. Quand la conscience rationnelle, malgré ses innombrables pouvoirs, ne réussit pas, par manque de vision globale, à préserver l'harmonie intérieure, l'intelligence de l'âme intervient car elle sait quel signal envoyer pour nous aider à retrouver l'équilibre perdu.

Dans certains cas, l'avertissement doit être flagrant, sans quoi il est ignoré. En effet, pour certaines personnes, un signal d'alarme est nécessaire afin qu'elles puissent se rendre compte de l'ampleur du déséquilibre et des conséquences qu'il entraîne sur leur existence. Je fais partie de celles-là. Parce que je n'avais pas su entendre le message de détresse des tempêtes précédentes, j'ai eu besoin d'un *tsunami*. Il m'a fallu un déclencheur assez fort pour provoquer un éclatement de mes digues psychiques et pour faire jaillir de l'intérieur une souffrance tellement profondément enfouie et tellement menaçante que je n'en avais démystifié qu'une partie. Elle me terrifiait trop par le visage funeste du gouffre sans fond qu'elle semblait me présenter.

Parce que j'avais atteint une limite psychique insurpassable qui m'empêchait d'aller plus à fond dans cette souffrance, mon corps a pris la relève pour me protéger de la dérive. Je parlerai de cette limite dans un prochain chapitre. Ainsi, la maladie n'était donc pas un obstacle ni une calamité, mais plutôt une bouée de sauvetage. En transférant le mal du cœur et de l'âme sur le corps, elle assurait ma survie psychique et me forçait à prendre un chemin moins menaçant parce que moins direct pour arriver à la guérison intérieure que je recherchais depuis si longtemps.

Une fois de plus, la Vie me rappelait ce que mon père, dans sa grande sagesse, m'avait dit un jour : tout ce qui arrive, même les épreuves les plus foudroyantes, a sa raison d'être dans le processus de chacune de nos vies. **Il suffit d'être ouvert aux messages du malheur pour savoir que, malgré ses apparences rébarbatives, il peut être porteur de bonheur.**

En déplaçant l'attention sur mon corps, le lupus m'a permis d'approcher la souffrance psychique d'origine relationnelle de façon moins directe, dans le respect de mon rythme et de mes capacités en faisant ressurgir en moi des ressources insoupçonnées et des forces demeurées jusqu'alors inconnues. Grâce à lui, j'ai intégré des savoirs à propos de la souffrance enfouie causée par la relation avec moi-même et, conséquemment, avec les autres qui m'ont rendue plus paisible et plus sereine. Il a donné un sens au mal qui sévit partout dans le monde, dans mon entourage et dans ma vie : à ce mal psychique qui crée les conflits et les guerres et qui pousse l'homme à détruire et à s'autodétruire plutôt qu'à s'élever vers l'amour.

À cause surtout de l'influence religieuse, le mot *mal* a été associé à *méchanceté*, *mauvais*, *diable* et à tout ce qu'il y a de plus négatif et de plus répugnant. Rien n'est plus désagréable qu'« avoir mal » et rien n'est plus répréhensible et plus condamnable que de « faire le mal ».

Mais savons-nous vraiment ce qu'est le mal et ce qui le cause ?

Le mal, selon moi, c'est la souffrance de celui qui est blessé dans la relation : blessé par le rejet, l'abandon, l'humiliation, le sentiment de ne pas exister pour l'autre, blessé par les défensives des autres. C'est aussi la douleur non accueillie en soi et qui pousse à la destruction et à l'autodestruction. Le mal, ce sont toutes les souffrances du monde qui se transforment en défensives dévastatrices, voire meurtrières quand elles sont réprimées ou refoulées. Le mal, c'est l'être dans ce qu'il a d'humain, c'est moi quand je suis blessée, c'est toi quand tu es atteint dans tes zones sensibles et ce sont aussi les autres quand ils souffrent. Le mal, c'est cet engrenage dans lequel nous nous faisons prendre quand nous souffrons et qui fait que nous nous blessons mutuellement, que nous rejetons quand nous sommes rejetés, que nous ignorons quand nous sommes ignorés ou que nous violentons quand nous nous sentons violentés. Le mal, c'est ce que nous savons nuisible à nous-mêmes et aux autres, mais que nous continuons tous à faire, le plus souvent inconsciemment, parce que, même si nous SAVONS, nous n'avons pas suffisamment de pouvoir sur nos mécanismes de défense, surtout quand nos blessures sont trop profondes.

Intégrer ce SAVOIR demande du temps, beaucoup de temps, surtout quand nous sommes atteints dans nos zones de grande vulnérabilité, dans ce qu'Eckhart Tolle appelle le « corps de souffrance ». Ces zones, formées par nos expériences passées, sont comme une plaie ouverte et non encore guérie. Quand elles sont touchées de nouveau, elles brûlent d'une douleur aiguë dont nous voulons nous départir. Pour ce faire, nous réagissons instantanément à nos déclencheurs de souffrance par le reproche, le jugement, la critique, l'attitude de bourreau ou de victime, la culpabilisation, le rejet, la violence ou encore nous voulons changer la personne qui a activé ce noyau de vulnérabilité intense. Lorsque nous sommes ainsi blessés, nos perceptions sont faussées et nous déformons la réalité. Nous manquons de discernement et nous exagérons démesurément l'offense parce que nous attribuons à l'être qui a déclenché nos émotions désagréables, toute la responsabilité des souffrances du passé que son geste ou sa parole a réveillées en nous. Dans certains cas, c'est nous-mêmes que nous blâmons, ce qui est aussi défensif que de s'en prendre aux autres.

Quoi qu'il en soit, le mal est l'expression défensive d'une douleur psychique refoulée ou réprimée, d'une émotion honteuse non accueillie comme la peine, la peur, l'insécurité, la culpabilité, le sentiment d'abandon ou l'impuissance. Plus la douleur est intense, plus la réaction défensive est forte. Autrement dit, qui que nous soyons, plus nous souffrons dans nos relations affectives, plus nous pouvons faire souffrir si nous ne nous occupons pas de nos souffrances, si nous abandonnons nos besoins dans les moments où nos blessures nécessitent notre attention. Quand nous nous décentrons de nous-mêmes par manque d'écoute de nos émotions, pour accuser nos déclencheurs, en parole et surtout en pensée, nous entretenons avec nous le sentiment d'abandon qui nous a fait souffrir dans le passé. Ce ne sont alors plus les autres qui nous abandonnent, c'est nous qui le faisons. Par le manque d'accueil de notre vécu, nous nous abandonnons nous-mêmes. Nous contribuons ainsi à agrandir la plaie de nos zones de vulnérabilité.

J'en suis consciente, ce n'est guère facile de prendre soin de nos blessures dans l'ici et maintenant des situations relationnelles de la vie. Accorder une attention particulière au vécu présent déclenché par les autres, c'est d'abord accepter cette sensibilité qui nous caractérise sans la juger. C'est aussi reconnaître que cette vulnérabilité nous appartient et qu'elle ne fait pas de nous une mauvaise personne même s'il nous arrive de nous en défendre en la tournant contre nous-mêmes ou contre les autres. L'accepter, c'est reconnaître que **si nous avons mal et que nous faisons mal, c'est que nous n'avons pas pris soin de nous-mêmes**. Pour éviter de souffrir, nous avons rejeté notre blessure sur l'autre sans nous rendre compte que, en agissant ainsi, c'est à nous que nous faisons le plus mal, car nous abandonnons notre souffrance et la décuplons en nous créant de nouveaux problèmes relationnels. Cela dit, il est tout à fait normal de se défendre contre la douleur psychique. C'est d'ailleurs ce qui nous permet de comprendre que ceux qui nous font souffrir ne sont pas plus méchants que nous et que, comme nous, ils se débattent pour échapper à leurs propres tourments.

Nous pouvons donc avoir trois réactions différentes devant la souffrance d'origine relationnelle : la tourner contre l'autre, la tourner contre nous-mêmes ou la transformer en tremplin pour atteindre la guérison intérieure. Adopter la troisième voie, c'est pratiquer l'accueil de l'émotion désagréable, l'accepter, en prendre la responsabilité, l'exprimer si c'est possible, écouter son message, faire assez confiance à nos forces et à nos ressources pour passer à l'action et, finalement, lâcher prise en la confiant à la partie divine en nous. Cette démarche ne sera possible que si nous accueillons avec authenticité la souffrance ressentie et les mécanismes de défense que nous mettons en place pour nous en départir, sans les juger, sans nous condamner et sans condamner les autres. Aussi noirs nous apparaissent-ils, ils ne font pas moins partie des éléments qui contribuent à nous acheminer vers la lumière. Cette démarche de transformation progressive du mal-être vers le bien-être nous sera largement facilitée si nous entrons en contact avec la présence divine au cœur de notre être. C'est là que se trouve le meilleur remède au mal qui n'est rien d'autre qu'une réaction à la souffrance. C'est là que se trouve la source d'amour qui nous guérit.

Aussi invraisemblable que cela puisse paraître, le mal se manifeste aussi en nous quand nous sommes en présence de ceux qui souffrent.

La souffrance des autres, particulièrement celle de nos proches, est souvent insupportable parce qu'elle nous plonge dans un sentiment d'impuissance qui nous pousse à réagir plutôt qu'à agir. Nous voulons soulager les personnes affectées non seulement pour qu'elles ne souffrent plus, mais aussi pour nous libérer de notre impuissance à dissiper leur malheur. C'est avec ces bonnes intentions que nous faisons le plus mal.

Toutes les souffrances humaines sont difficiles à supporter sauf pour ceux qui sont complètement blindés parce qu'ils ont déjà trop souffert. Ceux-là, qui nous paraissent insensibles, sont en réalité des êtres hypersensibles qui se sont coupés radicalement de leurs émotions. En effet, vu la fréquence et l'intensité de leurs expériences passées de rejet, d'abandon, d'injustice, d'humiliation et de trahison, ils se sont définitivement fermés à leur vulnérabilité pour survivre. Leur monde psychique a été fractionné, dépecé à un point tel qu'ils se sont retirés définitivement dans une forteresse intérieure pour en finir une fois pour toutes avec la souffrance. Il s'ensuit qu'ils violentent insensiblement comme ils l'ont été parce qu'ils ne ressentent plus rien. Cela explique le mal suprême qui s'exprime sous forme de cruauté partout dans le monde.

Est-ce dire que ceux qui posent des actes de violence sont méchants ? Je ne le crois pas. Le fait qu'un être humain pose des actes de méchanceté ne le rend pas méchant. S'il pose de tels actes, c'est parce qu'il souffre énormément, qu'il a peur de souffrir ou qu'il a souffert terriblement. Ou encore, il a grandi dans un milieu où on lui a fait croire dès son jeune âge que, par son appartenance à telle religion particulière, il détenait la vérité et qu'il devait à tout prix la défendre courageusement pour assurer son salut et celui des siens ou pour se protéger de l'exclusion, de la torture ou de la mort.

Toutefois ce mal suprême n'habite pas la plupart d'entre nous qui sommes, au contraire, profondément rejoints par la souffrance des autres, spécialement celle de ceux auxquels nous sommes affectivement liés, par exemple, nos enfants. Combien de fois ai-je été confrontée à une douleur poignante devant la souffrance de l'un ou l'autre de mes quatre enfants ! Combien de fois ai-je voulu extirper leurs peines comme on arrache une mauvaise herbe pour en finir avec les déchirements que me causait l'impuissance ! Plusieurs exemples me viennent à l'esprit en ce moment. Je pourrais, comme toutes les mères et toutes les personnes qui aiment, remplir des pages pour vous les raconter, mais je me limiterai à l'un de ces exemples qui servira de support concret à mes propos.

J'étais à Grenade en Espagne pour un séjour prolongé de quelques mois en immersion linguistique. Je profitais à plein de la beauté indéniablement exceptionnelle de cette ville, de la passion envoûtante des Espagnols et de mon intérêt pour l'apprentissage de la langue hispanique qui m'a toujours fascinée. J'étais très motivée par mon désir de communiquer avec les gens du pays dans leur langue et aussi par mon désir de bénéficier de ce que les séjours à l'étranger m'apportent de plus nourrissant à travers la relation que j'établis avec eux. Tout se passait merveilleusement bien lorsque, par un message électronique, l'un de mes fils m'a appris que sa copine, avec laquelle il était sérieusement engagé, l'avait abandonné pour un autre homme. Il était complètement démoli et profondément malheureux.

Cette nouvelle a déclenché en moi une angoisse que j'ai pris le temps d'écouter sans quoi j'aurais pris l'avion sur-le-champ pour être à ses côtés. J'ai vu que j'étais non seulement envahie par l'impuissance accentuée par la distance, mais aussi par de nombreuses peurs, dont la peur qu'il souffre trop et qu'il se décourage, la peur qu'il perde confiance en lui et qu'il ne croit plus à l'amour. De plus, je ne pouvais me dégager d'un sentiment injustifiable de culpabilité et de responsabilité par rapport à ce qui lui arrivait, comme celui que je ressens parfois lorsqu'un de mes enfants est touché affectivement. Avais-je été une bonne mère ? L'avais-je aimé suffisamment ou de la bonne manière ?

Quand je ne suis pas en contact avec ce magma d'émotions, je deviens spontanément défensive et je réagis par la prise en charge. C'est d'ailleurs l'attitude que j'ai adoptée dans la première réponse que je lui ai envoyée. J'ai tenté de le rassurer et je n'ai pas manqué de lui donner quelques bons conseils. Heureusement, j'ai pris conscience au cours des heures suivantes que je n'avais pas pris le temps d'accueillir sa souffrance et surtout qu'en voulant le sortir du malheur, je lui faisais plus mal et le plus grand mal que je lui faisais était de ne pas lui faire confiance. Quand j'ai réalisé cela, j'ai pu aborder sa douleur avec discernement. J'ai compris alors une fois de plus qu'il avait à vivre ses propres expériences et que je ne pouvais le protéger de tout ce qui pourrait le blesser. Tout ce travail m'a permis d'être adéquate dans mon rapport avec lui par la suite.

En réalité, l'aide la plus apaisante que nous puissions apporter à ceux qui souffrent est d'abord de les assurer de notre disponibilité sans verser dans l'oubli de soi, ce qui suppose une écoute attentive des émotions que déclenche en nous leur souffrance. Cette attitude est indispensable pour nous protéger contre les réactions défensives de prises en charge fréquemment soulevées par notre impuissance, notre insécurité et nos peurs. Ces réactions privent la personne affectée par la douleur physique ou la douleur morale de l'écoute empathique et non intervenante dont elle a véritablement besoin. Pour offrir cette écoute, il est fondamental de laisser à cette personne la responsabilité de la résolution de ses problèmes et des moyens pour y arriver. Dans la plupart des cas, dispenser des conseils et adopter un comportement de *sauveur* ne sert qu'à soulager nos propres malaises et qu'à amplifier à court ou à long terme la souffrance de l'autre.

Vouloir à tout prix sortir un être souffrant de sa tourmente sans l'écouter, c'est lui signifier indirectement que nous ne lui faisons pas confiance, c'est risquer de susciter la dépendance, c'est l'empêcher d'accéder à ses ressources, c'est ne pas respecter son rythme de cheminement comme si nous tirions sur un arbuste pour qu'il pousse plus vite et c'est surtout ajouter à ses tourments une souffrance plus grande, celle du doute de lui-même. L'écoute véritable nous permet d'entendre les besoins réels de l'autre et d'y répondre dans la mesure de nos capacités à la seule condition que ce ne soit pas une demande de prise en charge. Elle nous fournit les informations favorables à une relation d'aide fondée sur l'amour plutôt que sur l'égocentrisme de celui qui se rend disponible aux autres pour les rendre redevables. Elle est l'expression non verbale, mais non moins percutante, de notre foi totale en sa capacité de s'en sortir et elle contribue à développer chez lui ce qui est indispensable à son processus de guérison intérieure : l'amour de soi.

De plus, le fait de laisser à nos enfants, à nos parents et à tous ceux que nous aimons la responsabilité de leurs souffrances, tout en nous tenant à leur écoute, nous décharge complètement d'un poids qui ne nous appartient pas, ce qui contribue à favoriser grandement notre bien-être physique et psychique.

Cette approche de l'être souffrant ne pourra s'actualiser favorablement que si nous adoptons vis-à-vis de nous-mêmes une écoute attentive, chaleureuse et acceptante lorsque nous souffrons physiquement et lorsque nous sommes envahis par des douleurs psychiques, tant celles qui sont liées au corps et au cœur, comme nous venons de le voir, que celles qui sont en lien avec notre âme.

Chapitre 5

La souffrance psychique en lien avec l'âme

J'ai longtemps rejeté le mot « âme » de mon vocabulaire comme le mot « Dieu » parce que ces termes me rappelaient l'éducation judéo-chrétienne dans laquelle j'ai grandi et qui avait été pour moi une source abondante de tourments. En tant que phénomène socioculturel fondamental de la société québécoise, la religion catholique étendait ses ramifications partout dans les familles, les écoles, ainsi que dans les secteurs d'activités sociales, culturelles et politiques.

Comme je suis née en 1943, mon enfance et mon adolescence ont été marquées par le régime politique, qu'on a qualifié plus tard de « Grande Noirceur », dirigé par Maurice Duplessis (1944-1959). Les décisions de ce dernier étaient largement influencées par les représentants de l'Église avec lesquels il travaillait d'ailleurs en étroite collaboration. Cette omniprésence religieuse dans tous les secteurs de la société a longtemps maintenu les Canadiens francophones dans une attitude de soumission et de peurs bien entretenues par certains prêtres et certains religieux. Ceux-ci, en plus de diriger les paroisses, dispensaient l'enseignement dans les écoles secondaires, les petits séminaires, les écoles normales et presque tous les autres milieux d'éducation. Excepté à l'école primaire de ma campagne où j'ai eu une institutrice laïque qui enseignait, dans un même local, à tous les élèves, de la première à la septième année inclusivement, avant d'aller à l'université, je n'ai connu que des religieuses comme enseignantes.

Cela dit, il me faut reconnaître qu'à cette époque le travail d'instruction de la population accompli par les religieux et les religieuses était indispensable. Il a été très bénéfique d'une façon générale par le fait que ces personnes nous ont transmis, pour la plupart avec générosité, disponibilité et compétence, des savoirs qui ont tiré certains d'entre nous de l'ignorance dans laquelle nous étions. Ils ont formé des hommes et des femmes qui ont contribué à l'évolution ultrarapide de notre société au moment de la « Révolution tranquille » des années 60, laquelle a mis fin au régime conservateur et a séparé, pour une large part, les pouvoirs de l'État de ceux de l'Église.

Bien que ce changement ait été salutaire au peuple québécois, il n'en reste pas moins que j'ai grandi à une période où l'influence religieuse était ubiquiste : à une période où, dans ma famille et mon village, il était impensable d'être un catholique non pratiquant sous peine de jugement, voire de rejet. J'étais donc obligée d'aller à la messe tous les dimanches et tous les premiers vendredis du mois, d'assister à tous les offices de la semaine sainte, à la procession de la Fête-Dieu, de réciter le chapelet en famille qu'animait le cardinal Léger tous les soirs à sept heures sur les ondes de Radio-Canada, d'apprendre le *Petit*

Catéchisme par cœur d'une page couverture à l'autre, d'aller répéter des « Je vous salue Marie » au pied de la grande croix du rang où j'habitais certains soirs du mois de mai, de faire pénitence durant le carême, de me confesser régulièrement pour éviter de mourir en état de péché mortel, ce qui m'aurait conduite directement en enfer, et de faire la première communion et la communion solennelle desquelles je n'ai gardé aucun souvenir sinon de la beauté de ma robe blanche, de mes chaussures neuves, de la couronne de fleurs qui ornait ma tête et des médailles et images saintes que j'ai reçues en cadeaux.

Quand je parle de cette étape de ma vie, si je m'arrête à l'évolution prodigieuse de la société québécoise depuis ce temps-là, j'ai l'impression que je suis née à l'âge de pierre tellement la différence entre cette époque et l'époque actuelle est énorme. D'ailleurs, quand je raconte ces expériences à mes petits-enfants, ils me regardent comme si je venais d'une autre planète.

J'avoue que, dans ce cadre plutôt rigide, je me suis vite sentie à l'étroit comme plusieurs de mes contemporains. Dès le début de l'adolescence, j'ai commencé à réagir. La position de l'Église par rapport au corps, considéré comme un objet de péché, et son mépris des plaisirs de l'amour me dérangeaient énormément. De plus, je n'admettais pas que ce Dieu supposément si bon ait privilégié les catholiques comme « peuple choisi », au détriment des adeptes des autres religions. J'acceptais encore moins qu'on fasse du catholicisme la seule doctrine détentrice de la vérité. Inutile d'ajouter que j'éprouvais beaucoup de difficulté à prier un Dieu aussi injuste et aussi punitif. De surcroît les questions que je posais à mes professeurs, à ce sujet, embêtaient la plupart d'entre eux et me laissaient sans réponses satisfaisantes. Il va sans dire, la notion de l'âme, que j'associais à la religion, ne m'apparaissait guère alléchante non plus.

Ces contradictions et ces exigences étouffantes ont fait de moi une adolescente plutôt rebelle. À treize ans, je fumais en cachette et j'embrassais les garçons derrière les buissons. Déjà, même si je n'étais pas encore femme, mes désirs sexuels se manifestaient avec une certaine intensité. J'étais donc constamment déchirée entre, d'une part les introjections bien implantées en moi par l'éducation religieuse, spécialement à propos du corps, objet de luxure et du Moi, sujet d'égoïsme et, d'autre part, les revendications constantes de ma nature humaine. Habitée par des besoins et des désirs totalement inadmissibles à cette époque, je me sentais seule et j'avais le sentiment d'être une mauvaise personne. J'ai tellement lutté contre mes pulsions libidinales que le jour de mon mariage, j'étais encore vierge. Vierge de corps, mais *impure* de pensées. Heureusement, ces déchirements ne m'ont pas empêchée d'apprécier grandement les ébats amoureux et, si ma mémoire ne me trompe pas, je crois que c'est peu de temps après le retour de mon voyage de noces que j'ai décidé d'abandonner définitivement toute pratique religieuse et de balancer toutes ces croyances limitatives.

J'ai, par la suite, vécu des années en demeurant complètement en dehors de tout ce qui avait rapport au catholicisme et je m'en sentais très bien. Mon sentiment de libération était tel que je n'ai ressenti ni culpabilité ni remords. Cela dit, j'ai d'excellents amis qui pratiquent les rites catholiques, protestants ou juifs et j'ai un respect profond et sans bornes pour leur choix. Cela n'altère en rien nos relations. Elles sont enrichies au contraire par les apports de nos différences. De plus, nous nous rejoignons parfaitement au plan spirituel.

Je suis donc restée ainsi plus de quinze années à poursuivre mon chemin avec les ressources de ma pensée rationnelle, de mon énergie physique et de mes capacités d'amour humain. La religion, telle que je l'avais connue, ne me manquait d'aucune façon. Bien au contraire, je me félicitais de m'en être libérée et je ne voulais plus entendre parler de Dieu, de l'âme et de l'Esprit. Ces mots avaient une connotation tellement négative dans mon expérience de vie qu'ils me rebutaient au plus haut point. Je prenais mon *bonheur* dans le monde extérieur grâce aux plaisirs de la connaissance, de la relation et du corps et je tentais de dissoudre mes angoisses dans l'action, la réalisation et la thérapie. Cette période en a été une d'apprentissage extraordinaire et d'expériences remarquables parce que j'étais beaucoup moins prisonnière de certaines croyances réprimantes de mon éducation religieuse.

Tout aurait pu continuer ainsi indéfiniment si des événements particulièrement pénibles n'étaient pas survenus dans ma vie. Ces événements ont déclenché des souffrances tellement intenses que je voulais disparaître. Ils ont soulevé des vagues de fond qui voulaient m'anéantir. Mes ressources habituelles ne suffisaient plus à me maintenir à flot et ma démarche thérapeutique non plus. Je craignais d'être emportée par le courant tellement je me sentais impuissante et dépourvue de moyens pour assurer ma survie. J'avais le sentiment que la douleur psychique provoquée par ces épreuves était dénuée de sens et ne servait à rien d'autre qu'à me détruire inutilement.

J'en étais là lorsqu'un après-midi d'été, alors que je marchais seule dans la nature, mon regard s'est arrêté sur deux papillons d'une grande beauté qui semblaient se faire la cour au-dessus d'un champ de fleurs. Cette vision a eu sur moi un effet de bien-être extraordinaire. Je me suis sentie unie à cette nature comme si j'en avais fait partie. J'ai ressenti soudain une paix intérieure tellement grande que je n'osais plus bouger pour ne pas la perdre. À ce moment-là, j'ai pleuré de bonheur parce que j'ai compris que je n'étais pas seule. Une Présence évidente se manifestait à travers la nature et je ne pouvais en nier l'existence. Il ne s'agissait ni de dogmes ni de Vérités imposées mais d'une expérience subjective de félicité et d'exaltation que je vivais pour la première fois de ma vie.

Cette expérience, si forte qu'il m'est impossible de la décrire sans la réduire, a ouvert mon cœur à la vie spirituelle. Elle m'a réconciliée avec la partie reniée de moi, cette partie immatérielle que j'appelle le Principe de Vie et qui n'est nulle autre que l'âme.

Depuis, je suis profondément convaincue qu'il existe en nous, êtres humains, une force invisible sur laquelle nous pouvons toujours compter. Il n'en tient qu'à nous de la solliciter pour qu'elle se manifeste. Cette force incommensurable, dont l'une des plus belles manifestations extérieures se trouve dans la nature, a donné un nouveau sens à ma vie. Sans elle, je n'aurais jamais pu émerger aussi sereinement des épreuves que j'ai traversées.

Grâce à elle, je sais que je ne serai plus jamais seule avec mes peines et qu'une lumière apparaîtra toujours au bout du tunnel. Grâce à elle, j'apprends progressivement à lâcher prise au plus fort des tempêtes au lieu de lutter désespérément en cherchant à dépasser les limites de mes possibilités humaines. Je ne puis maintenant imaginer ma vie sans cette ressource fiable et inépuisable. Elle enrichit mon existence d'une paix profonde et stable, et adoucit considérablement les moments de douleur physique et de douleur morale.

Dans les pages de mon journal qui rappellent un moment fort de mon cheminement vers la guérison à travers la souffrance, j'ai retiré cet extrait qui révèle une partie de mon évolution vers l'expérience du lâcher-prise, cette expérience indispensable à l'atteinte de la guérison intérieure.

> *Je me sens seule et je ressens un peu d'angoisse dont je ne comprends pas la cause sinon que je suis physiquement en morceaux. Comme si l'énergie en moi diminuait peu à peu. Comme si la vie voulait me quitter, qu'elle n'animait plus mon corps. Aurais-je terminé ma mission sur cette terre ?*
>
> *Ces jours-ci, je n'ai plus envie de lutter, j'ai plutôt envie de me laisser couler. Je suis trop fatiguée pour me battre. Sans combat, que fera la petite flamme qui me tient à la vie ? Va-t-elle s'élever ou s'éteindre ? Je n'ai plus la force de l'animer. Je ne peux que la prendre comme elle est. La pensée qu'elle s'éteigne ne me rend pas triste. Est-ce parce que j'ai atteint des limites à vivre malade et épuisée ? Ou est-ce parce qu'au fond de moi, je sais qu'elle restera toujours vivante ? Je ne sais pas. Je ne sais qu'une chose :*

je ne peux plus vivre à moitié. Serait-ce que je manque de courage et d'acceptation ? Serait-ce que je manque de foi ?

Mais qu'est-ce que la foi ? N'est-ce pas la capacité à lâcher prise, à faire confiance à l'Invisible, à s'abandonner dans ses bras ? N'est-ce pas lâcher le contrôle et la lutte acharnée ? N'est-ce pas cesser de forcer, de se battre et de chercher ?

Et si c'était cette incapacité à lutter qui me donne le sentiment de mourir. Peut-être suis-je en train de mourir au contrôle, de mourir à ce pouvoir que je m'arroge de tout vouloir régler mes problèmes par mes propres moyens humains. Et l'angoisse ne serait-elle pas une peur de lâcher les colonnes du temple ? une peur de l'inconnu ?

— Ne cherche plus, me dit une voix qui vient de l'intérieur. Cesse de contrôler incessamment ta vie. Fais-moi confiance. Tu trouveras sur ton chemin les ressources nécessaires au moment opportun. Lâche prise.

— Mais jusqu'où dois-je aller dans le lâcher-prise ? Ne dit-on pas : « Aide-toi et le ciel t'aidera ? »

— C'est vrai, on le dit. Mais crois-tu que tu ne t'es pas assez aidée ? Comment puis-je faire quelque chose pour toi ? Tu ne me laisses aucune place. Tu prends tout en main, à chaque pas, à chaque instant. Tu veux tout régler par toi-même, même ce qui te dépasse et que tu ne comprends pas. Laisse-moi t'aider. Arrête de tout faire toute seule. Arrête de te demander l'impossible. Confie-moi ta souffrance et je la porterai avec toi. Laisse-moi te guider, t'accompagner, te soulager. Je suis là en toi. Toujours là. Je fais partie de toi. Je suis ta force spirituelle. Pourquoi ne me sollicites-tu pas ? Pourquoi ne m'utilises-tu pas ?

Qu'est-ce qui m'empêche de m'abandonner à la présence divine en moi sinon la peur, l'insécurité et le manque de foi ? Qu'est-ce qui m'empêche de faire confiance à ma force intérieure sinon cette tendance à croire que mes forces physiques et rationnelles réussiront à régler tous mes problèmes ? Cette fausse croyance me maintient dans la souffrance et c'est elle précisément qui risque de mener l'humanité à sa perte si nous n'effectuons pas de changement.

En fait, je crois que la plus grande douleur morale de l'homme réside précisément dans le fait qu'il ne reconnaît pas l'Invisible qui le constitue. Il en résulte une scission entre le corps et le Principe de Vie qui conduit souvent l'être humain à l'impuissance avec tout ce qu'elle peut entraîner de désespoir, ou à une hypertrophie du Moi qui se croit tout-puissant et supérieur. Autrement dit, c'est la perte du lien avec notre vie intérieure qui cause la plus grande part de nos souffrances. **C'est la séparation entre l'humain et le divin en nous qui nous rend malheureux et qui crée la souffrance psychique en lien avec l'âme.**

La maladie ou l'épreuve est un cri de l'âme qui veut être entendue. Elle est un appel au changement profond par la libération de nos esclavages. **Tant que nous résistons à cet appel d'évolution qui nous pousse vers l'intérieur de nous-mêmes, tant que nous refusons de suivre le mouvement naturel de la vie en restant prisonniers du seul monde extérieur, de la seule pensée rationnelle et de nos seules forces physiques, nous bloquons l'énergie divine nécessaire à la guérison profonde.**

Cette reconnexion avec le divin en nous ne nous épargne cependant pas les obstacles ni les épreuves. Elle n'est pas non plus un gage assuré de guérison instantanée du corps ni une eau de Jouvence qui nous rendra humainement immortels. Elle est toutefois la garantie que nous connaîtrons la PAIX, la SÉRÉNITÉ et l'AMOUR, qui sont les véritables éléments d'un bonheur persistant en présence de la souffrance, et qui réussissent à l'adoucir en lui donnant un sens. La connexion avec notre âme est la voie qui nous permettra aussi de trouver une réponse apaisante à cette grande question que se posent la plupart de ceux qui sont confrontés à la souffrance chronique : Suis-je le créateur de ce qui m'arrive ?

Chapitre 6

Sommes-nous créateurs de nos souffrances ?

D'où vient la souffrance ? Quelles en sont les véritables causes ? En sommes-nous les seuls créateurs ? Sommes-nous entièrement responsables de tout ce qui nous arrive, responsable de notre passé, de notre présent et de notre avenir ? Si oui, cela supposerait-il que nous détenons seuls le pouvoir de nous libérer ?

Chacun attribue des causes différentes à l'épreuve selon son expérience de vie et selon qu'il pratique la médecine alternative ou allopathique ; qu'il représente un courant ou l'autre de la psychologie ; qu'il soit scientifique, artiste, sociologue, pédagogue, philosophe ou adepte d'un mouvement spirituel ou d'une religion ; ou encore qu'il soit rationnel, pragmatique ou esthète[5]. À chercher des causes dans toutes les directions, la personne qui souffre finit par se perdre et par se créer plus de mal que de bien. Uniquement dans le domaine des religions, par exemple, la variété des causes possible est surprenante. Anselm

5 Ces mots font référence aux trois types d'intelligence développés dans mon livre *Relation d'aide et amour de soi*, 6e édition, Les Éditions du CRAM Inc. et dans *Éduquer pour rendre heureux*, chez le même éditeur.

Grün dans *Qu'est-ce que j'ai fait pour mériter ça* ? nous dit que, selon le bouddhisme, l'homme souffre à cause de son attachement aux biens matériels, de son attachement à la santé et de ses attachements affectifs. Pour sa part, le bouddhiste du Mahayana entretient sa souffrance s'il ne cultive pas la compassion envers les autres. Dans la croyance hindoue, l'être humain souffre parce qu'il a perdu le lien avec la divinité. Pour le soufiste, c'est le manque d'acceptation de ce qui est qui fait souffrir. De leur côté, les islamistes attribuent la souffrance à un manque de soumission totale à la volonté de Dieu. Finalement, chez les chrétiens, la souffrance est valorisée par la mort du Christ sur la croix. Elle est un moyen d'expier leurs fautes et, ce faisant, de se rapprocher de Dieu.

À ces causes s'ajoutent tous les nouveaux dogmes du Nouvel Âge, tellement ancrés dans la vie de la plupart d'entre nous qu'ils possèdent autant de pouvoir sur nous qu'en avait l'Église autrefois. En effet, souvent nous les adoptons intégralement comme des vérités toutes faites sans nous interroger et sans prendre le temps de nous les approprier par le biais de la réflexion sur nos expériences. L'un de ces « dogmes » a trait à la pensée positive. Douter de ce qui nous est enseigné à son sujet, c'est presque passer pour un hérétique. Pour les adeptes inconditionnels de cette « vérité », l'homme souffre tout simplement parce qu'il entretient des pensées négatives. Il lui suffit donc de demeurer vigilant à l'égard de ses pensées et de les changer le plus rapidement possible pour se libérer enfin définitivement de ses tourments. D'ailleurs, les recettes pour y arriver, très utiles, je le reconnais, ne manquent pas dans la littérature contemporaine. Certains vont même jusqu'à étiqueter les gens selon qu'ils sont généralement heureux ou malheureux, ces derniers étant rangés du côté de ceux qui pensent négativement alors que les premiers seraient bénis par la grâce bienfaisante de la pensée positive.

L'énoncé de ces causes, que les religions et la philosophie du Nouvel-Âge attribuent à la souffrance, laisse entendre que nous sommes responsables de ce que nous faisons avec nos souffrances et que, selon nos croyances, nous pouvons les soulager par le détachement, la compassion, la soumission à la volonté divine, l'expiation de nos fautes ou encore par la pensée positive. Ainsi, selon cette perspective, nous ne sommes pas responsables des actes de ceux qui ont déclenché les souffrances psychiques dont nous portons la marque depuis notre enfance et qui affectent nos relations affectives. Par contre, nous le sommes entièrement de ce que nous faisons avec nos blessures. Nous avons le pouvoir de nous en servir pour nous victimiser par rapport à eux, pour les critiquer et les asséner de reproches ou de les utiliser comme des tremplins pour atteindre la guérison intérieure.

Mais la responsabilité s'arrête-t-elle à ce que nous faisons avec nos épreuves ? Serions-nous également responsables de tout ce qui nous arrive ? Choisirions-nous nos malheurs ? Et si oui, la pensée positive présentée comme la solution quasi magique à nos déboires par les adeptes du Nouvel-Âge suffirait-elle à nous libérer de tous nos tourments ?

Toutes ces questions ont suscité en moi des réflexions. Des expériences répétées de souffrance m'ont permis de trouver *mes* réponses, celles qui m'ont procuré le sentiment intérieur de quiétude que je recherchais. Elles font l'objet de ce sixième chapitre et je vous les présente avec le souhait qu'elles vous aideront à trouver votre propre voie vers l'harmonie et vers la guérison intérieure. Elles concernent le rapport à la responsabilité, au choix et à la pensée positive, ces trois notions qui préoccupent un jour ou l'autre ceux qui sont frappés par une épreuve importante. C'est par le rapport à la pensée positive que je les aborde en tentant de répondre à la question suivante : Suffit-il de penser positivement pour « guérir du malheur » ?

La pensée positive

En ce qui me concerne, je peux dire avec certitude que la pensée positive est l'une des plus merveilleuses sources de bien-être « du moment présent » que je connaisse. Elle ne change pas nécessairement la réalité objective de ce qui est et de ce que je suis, mais elle change spontanément mon état intérieur en modifiant ma perception de cette réalité. Aussi, quand elle occupe mon esprit, j'ai le sentiment que les bénéfices de sa présence tiennent du miracle tellement ses bienfaits sont extraordinaires dans « l'ici et maintenant » de ma vie quotidienne. Le problème c'est que je ne réussis pas toujours à penser positivement quand je suis assaillie par de grandes souffrances physiques et émotionnelles. De même, quand des événements déclenchent en moi le souvenir des traumatismes du passé, il m'est parfois impossible d'alimenter ma conscience de pensées agréables. Dans ces cas-là, il m'arrive d'être envahie par des images négatives qui, je l'avoue, n'atténuent pas mes tourments.

Auparavant, quand j'étais aux prises avec des pensées désagréables, je luttais pour les faire disparaître. À cause de ma conviction qu'il fallait toujours penser positivement pour s'attirer des événements agréables, j'avais peur, quand je n'y arrivais pas, de me créer des souffrances encore plus intenses et de prolonger une douleur que j'avais déjà de la difficulté à supporter. Toutefois, en pratiquant cette forme de pensée, j'ai découvert qu'elle avait en moi un effet bénéfique instantané en ce sens qu'elle m'apportait un grand bien-être « dans le moment présent ». C'est l'expérience répétée de cet effet agréable qui me motive maintenant à l'intégrer le plus souvent possible dans ma vie et non la menace que je vais me créer des problèmes dans le futur si je pense négativement aujourd'hui ni la croyance que si je suis éprouvée par la maladie, c'est parce que j'ai eu des pensées négatives dans le passé. D'ailleurs, l'expérience nous a appris qu'une personne qui a entretenu des pensées négatives toute sa vie voit des changements immédiats dans son état intérieur dès qu'elle commence à penser d'une manière positive. Elle n'a pas à subir pendant des années les effets des pensées nuisibles qui ont nourri son esprit au cours des années antérieures. Il suffit de l'expérimenter pour le constater.

De plus, attribuer la cause de nos épreuves uniquement à la pensée négative, c'est limiter l'être humain à sa seule dimension rationnelle. Les causes autant que les solutions à tous nos problèmes dépendent aussi de nos charges affectives refoulées depuis l'enfance, des sensations désagréables et des tensions emmagasinées dans notre corps ainsi que de l'influence de la dimension spirituelle. C'est pourquoi nous ne pouvons pas, par exemple, régler des difficultés relationnelles causées par des complexes d'abandon, de culpabilité ou d'insécurité dont la source se trouve dans nos traumatismes d'enfant, simplement en pensant positivement. Tout est interrelié dans l'homme et pour trouver les véritables causes d'une épreuve, il est fondamental d'en avoir une vision globale et d'avoir cette même approche pour la solutionner. Il ne suffit donc pas de changer nos pensées pour guérir d'une souffrance chronique, physique ou morale : il faut aussi s'occuper des maux du corps, de ceux du cœur et de ceux de l'âme. D'ailleurs, à ce sujet, Grün affirme : « Lorsque nous disons qu'il suffit de penser d'une manière positive pour sortir de la souffrance, nous sommes injustes envers l'être humain et son profond mystère. »

Même si je ne peux nier les effets positifs d'une pensée créatrice, je ne peux donc plus aborder ce sujet sans discernement car, selon moi, la pensée ne constitue qu'une partie de la cause des épreuves de ma vie.

De plus, je ne veux plus avancer dans la vie à coups de menaces, encore moins perdre mon énergie en entretenant la peur à propos de mes pensées et en m'épuisant à les contrôler afin d'éviter le pire. D'ailleurs, ma tendance au contrôle dans tous les domaines de ma vie ne m'a jamais rendue plus heureuse. Aussi, quand je suis *visitée* par des pensées négatives, je ne m'inquiète plus. J'en prends conscience, je les observe, je les accueille et surtout j'essaie d'identifier les émotions qu'elles suscitent et les effets que ces émotions produisent sur mon corps. Je prends le temps d'écouter ce qui est là et cette écoute facilite le passage à la pensée positive à laquelle je reviens toujours, tout simplement parce que, dans l'instant présent, elle me fait du bien. Je ne tente plus comme auparavant de chasser la pensée désagréable au plus vite par peur de me créer des malheurs dans l'avenir. Si elle persiste, je ne me laisse plus envahir par la peur. Je sais qu'elle a un message à me transmettre et j'essaie de le découvrir. Je me sers ainsi de mes pensées négatives pour grandir, ce qui me stresse beaucoup moins et me rapporte beaucoup plus.

Ces exigences inutiles à propos de ce que nous *devrions* penser, de ce que nous *devrions* ressentir, de ce que nous *devrions* faire nous stressent et nous créent des ennuis beaucoup plus que la pensée et l'émotion elles-mêmes. Le vrai miracle, s'il en est un, se joue dans l'ici et maintenant, c'est-à-dire dans notre façon de composer avec ce qui arrive à chaque instant dans nos vies. Le vrai miracle se situe dans l'accueil de ce qui est, y compris de l'émotion désagréable et de la pensée négative quand elles se présentent. De toute façon, tous les « il faut que » auxquels nous essayons avec acharnement de nous soumettre, ne nous éviteront jamais le vieillissement et la mort. L'important c'est que nous apprenions à rendre notre présent plus agréable, plus heureux ou du moins plus supportable dans les moments difficiles, y compris au moment de la vieillesse et de la mort.

Je souhaite ici m'exprimer de façon à me faire bien comprendre pour ne pas être mal interprétée. Je suis loin de remettre en question les bienfaits de la pensée positive. Je remets plutôt en question le fait qu'elle soit présentée par certains auteurs comme l'unique solution à tous nos problèmes. Je remets aussi en question cette manière de l'aborder qui nous emprisonne dans la peur au lieu de nous libérer des exigences le plus souvent nuisibles des « il faut que ». **En soi, la pensée positive est incontestablement créatrice de bien-être « du moment présent ». Aussi, en additionnant tous les « ici et maintenant » heureux qu'elle nous apporte, nous développons une aptitude au bonheur. C'est précisément cette aptitude au bonheur qui, instant par instant, crée un impact sur le futur en ce sens que, plus nous la cultivons aujourd'hui, plus il nous sera facile de la vivre demain. La cultiver, c'est développer une capacité à voir le beau et le bon qu'il y a en soi, chez les autres et dans nos vies, sans effort et sans combat contre les pensées et les émotions désagréables qui font aussi partie du chemin.** La cultiver, c'est visualiser nos projets, y penser régulièrement et passer à l'action pour les réaliser. Tout cela se produit « maintenant ». **Notre recherche de bonheur d'aujourd'hui est la plus sécurisante garantie de notre bonheur futur. Et le bonheur d'aujourd'hui est dans l'accueil de ce qui est et dans notre choix et notre responsabilité de nous servir à chaque instant de ce qui nous arrive pour fleurir au lieu de nous en servir pour faner.**

Voilà à quoi m'ont conduite les lectures que j'ai approfondies au moyen de réflexions par l'écriture dans mon journal. Elles m'ont aussi permis de constater que le manque de discernement que j'avais dans ma conception des notions de « choix » et de « responsabilité » par rapport aux événements de la vie était une autre des principales causes qui me maintenaient dans la souffrance.

Le choix et la responsabilité

La croyance « énoncée sans discernement », que nous choisissons tout ce qui nous arrive dans nos vies a longtemps suscité en moi une crainte de ne pas trouver de moyens pour me libérer de mes souffrances et cette crainte me privait parfois de mes ressources. Au lieu de me donner du pouvoir sur ma vie comme le suppose l'adoption de l'attitude responsable, cette peur, quand je la ressentais, me plongeait dans l'insécurité et l'impuissance, réduisait mes espoirs de guérison et m'empêchait de lâcher prise. Malgré ma foi en l'énergie divine, quelque chose m'échappait que je ne comprenais pas et que j'avais besoin de comprendre pour trouver la paix. Comment pouvais-je avoir choisi une maladie *incurable* ? Comment pouvais-je être humainement responsable d'un choix que j'aurais fait sans en avoir conscience ? Comment pouvais-je avoir un pouvoir sur ma guérison si elle dépendait de choix aussi inconscients que l'apparition de mon épreuve ?

Il va sans dire que j'étais profondément ébranlée quand j'entendais dire que les enfants qui naissent infirmes et malades ont choisi leur sort, que la perte de la santé résulte aussi d'un choix de même que les dépendances, la pauvreté, la misère, le chômage, les catastrophes naturelles, la guerre, l'abandon, l'humiliation et la trahison. Comment un être humain pouvait-il choisir *consciemment* tant de souffrance ? Et comme Dieu ne représentait plus pour moi, comme il l'avait été dans mon enfance, un être tout-puissant qui mène le monde comme un théâtre de marionnettes, je n'arrivais pas à trouver de réponses satisfaisantes à ce questionnement à propos de la notion de choix face aux épreuves de la vie.

J'avais besoin de réponses qui trouvent en moi une résonance et m'apportent la paix par rapport aux causes profondes de la maladie qui m'affectait. J'avais besoin de savoir quelle était au juste ma part de responsabilité dans ce qui m'arrivait pour pouvoir agir dans le sens d'un mieux-être. J'avais besoin d'une réponse à la question suivante : Choisissons-nous réellement nos malheurs ainsi que les événements heureux qui se produisent dans nos vies ?

Je ne crois pas que la croyance « présentée sans discernement » que nous choisissons tout ce qui nous arrive puisse soulager ceux qui souffrent longtemps et intensément et qu'elle puisse leur donner plus de pouvoir sur leur vie. Je ne crois pas non plus qu'elle puisse contribuer à « guérir du malheur » ceux qui sont fondamentalement malheureux. Elle risque plutôt de les placer devant une certaine fatalité susceptible de les rendre impuissants à se sortir de leurs souffrances. Elle risque aussi de susciter l'autocondamnation de ce qu'ils sont et de leurs actes passés et le sentiment d'en subir « le choc en retour », comme nous subissions autrefois les punitions pour nos péchés, la notion de « choc en retour » étant, selon moi, l'expression moderne du mot « punition ». En réalité, les épreuves de la vie ne sont pas des punitions mais des occasions qui nous sont données pour apprendre et pour évoluer.

Pour éviter qu'elles entraînent les gens éprouvés dans le désespoir, il nous faut absolument aborder les notions de choix et de responsabilité avec beaucoup de discernement. C'est précisément vers ce discernement dans ma façon de concevoir ces notions que m'a conduite mon expérience de la souffrance. Pour me faire comprendre, je vais vous raconter mon cheminement.

À partir du moment où j'ai découvert la notion de responsabilité, ma vie a changé. Cette découverte m'a enrichie d'un pouvoir sur ma vie que je n'avais pas auparavant. Ce changement m'a procuré tant de satisfaction et de libération que j'ai voulu apporter aux autres ce que j'avais reçu. La responsabilité est alors devenue un élément fondamental de l'ANDC^MD^. Elle est d'ailleurs présente dans tous mes livres et dans les cours de formation des thérapeutes dispensés au Centre de Relation d'Aide de Montréal, et ce, parce que sans elle, je ne pense pas que nous puissions atteindre cette liberté à laquelle nous aspirons. Lorsque j'ai été frappée par la maladie, il n'y avait donc aucun doute pour moi que j'en étais la seule créatrice et la seule responsable. J'étais sûre qu'en cherchant les causes en moi et non à l'extérieur de moi et en travaillant de manière assidue sur moi-même, inévitablement je m'en libérerais. Sachant que je ne manquais pas de détermination et de persévérance, j'étais fermement décidée à affronter tous les obstacles et à entreprendre toutes les démarches nécessaires à l'atteinte de ma guérison. Cet engagement envers moi-même, je l'ai tenu sans relâche jusqu'à ce jour, et ce, avec toute l'ardeur, toute l'honnêteté dont je suis capable et surtout avec une recherche d'humilité sans laquelle l'évolution n'aurait pas été possible. Je me suis investie du mieux que j'ai pu, malgré mon peu d'énergie, en remettant en question tous les domaines de ma vie. Je me suis considérablement rapprochée de ma partie divine et c'est en lien avec elle que j'ai fait les pas les plus libérateurs tant sur le plan personnel que sur les plans relationnel et spirituel.

Cependant, en dépit d'un investissement soutenu que j'ai actualisé par un travail corporel constant, une démarche psychothérapeutique suivie, un cheminement spirituel approfondi, une pratique soutenue de la pensée positive, une reconnaissance sincère de mes erreurs dans ma relation aux autres, une disposition à vouloir le bien et à aimer profondément ceux avec qui j'avais vécu des difficultés ; en dépit de ma volonté et de mes efforts, la maladie persistait et ne semblait pas vouloir disparaître. Au moment de la « rechute », j'ai ressenti une telle impuissance et une telle fatigue que j'ai compris que tous ces investissements ne suffiraient pas à me libérer de mes douleurs. Quelque chose me manquait, mais quoi ?

J'ai alors été habitée par le découragement et par la culpabilité. Comme je me croyais totalement responsable de la création de mon état, j'étais certaine que, si j'étais malade et surtout si je ne guérissais pas, malgré tous mes efforts sur les plans physique, psychique, affectif et spirituel pour y arriver, c'était probablement parce que j'étais une mauvaise personne. Alimenté par les introjections implantées par mon éducation judéo-chrétienne et par les croyances du Nouvel-Âge, ce sentiment grandissait en moi à un point tel que j'en perdais progressivement l'amour de moi. Il suscitait une honte insoutenable. Dans mon esprit, la maladie était sûrement une preuve que j'avais mal agi quelque part, consciemment ou inconsciemment, que je n'avais pas été assez parfaite et même que j'étais peut-être méchante. Je me suis mise à chercher tout ce que j'aurais pu faire ou ne pas faire dans le passé qui aurait pu causer cette épreuve. Était-ce parce que j'avais fait souffrir ma mère à ma naissance au point qu'elle avait voulu mourir ?

Était-ce parce que je n'avais pas pu empêcher, lorsque j'avais sept ans, l'accident grave de ma sœur dont j'avais été le témoin impuissant ? Était-ce parce que je n'avais pas su extirper le désespoir de mes parents au moment de la mort accidentelle de mon frère ou encore que je n'avais pas pu empêcher cette mort ? Était-ce parce que j'avais entretenu des pensées négatives envers certaines personnes dans ma vie ou que j'avais été parfois trop défensive quand j'étais blessée ? Ou était-ce parce que je n'avais pas assez aimé, pas assez donné, pas assez compris les malades et les malheureux ?

Cette étape de mon parcours avec le lupus a sans contredit été l'une des plus difficiles à traverser. La culpabilité et l'impuissance ajoutaient à la douleur physique un poids lourd à porter. Au cours de cette période de la maladie, même l'empathie et la compréhension de mon entourage, même le fait qu'ils me répétaient que j'étais, dans leur expérience, une personne fondamentalement bonne et aimante, ne suffisaient pas à m'apaiser véritablement. J'étais convaincue de mon entière responsabilité dans cette épreuve. Je me croyais punie pour mes erreurs passées : je devais donc en assumer le « choc en retour ». Même si cette idée de « punition » me paraissait ridicule rationnellement, il n'en restait pas moins qu'elle était imprégnée dans tout mon être. Il m'est alors devenu clair que, au plan strictement humain, je n'avais plus aucun pouvoir et que je devais accepter ce qui était, y compris la honte, la culpabilité et l'insupportable impuissance.

Brisée par l'échec de mes convictions et de mes croyances à propos de la responsabilité, j'ai baissé les bras, j'ai lâché prise, j'ai laissé libre cours à mes larmes et j'ai prié. Dans la prière et la méditation résidait une lueur d'espoir que j'entretenais pour ne pas sombrer dans le découragement causé par l'impuissance et pour ne pas glisser dans la victimite. J'ai continué à vivre ainsi jusqu'au jour où j'ai été guidée vers la lecture de livres et d'articles dont le contenu m'a fait beaucoup de bien. Une phrase de l'un d'eux, écrite par Anselm Grün, m'a donné le sentiment profond d'être comprise. Il dit dans *Qu'est-ce que j'ai fait pour mériter ça* ? : « ... ramener chaque maladie à une cause ne fait que culpabiliser le malade : – tu es toi-même responsable de ta maladie ; tu aurais pu l'éviter en vivant autrement – . La culpabilité n'aide en rien, elle ne fait que nous enfoncer dans la maladie. » Et Vincent Jadoulle, cité par Violaine Gelly, dans un article tiré de la revue Psychologies, N° d'avril 2006 et intitulé : *Je suis malade, est-ce de ma faute* ? écrit, ironiquement: « Si le malade est jugé responsable de sa maladie, il devient également responsable de sa guérison. Ou de sa non-guérison. C'est de sa faute s'il est malade, c'est de sa faute s'il ne guérit pas, et bientôt de sa faute s'il en meurt. » Enfin, Lytta Basset, dans *Guérir du malheur*, m'a particulièrement touchée par ces mots : « ... la souffrance, dit-elle, dans un premier temps et sans qu'on en ait conscience, crée un sentiment de culpabilité – je souffre, donc j'ai sûrement mal agi. Mais l'expérience est là pour nous rappeler que le mal ne se réduit pas à la faute et à la punition. Par ailleurs, le mal souffert n'est pas à mettre sur le même plan que le mal commis. »

Ces lectures, arrivées à un moment de ma vie où j'en avais vraiment besoin, ont soulevé en moi de la gratitude pour toutes ces réponses que « le ciel » nous envoie au bon moment quand nous restons ouverts aux messages de la vie. Elles ont contribué à me libérer d'une partie importante de ma honte, de ma culpabilité et de mon sentiment d'être punie parce qu'elles ont fait considérablement avancer ma réflexion à propos des causes de la souffrance et m'ont fait voir ces réalités avec discernement. Elles m'ont d'abord fait réaliser que, si la maladie persistait dans ma vie, ce n'était pas du tout parce que j'avais mal agi ou que j'avais pensé négativement dans le passé, mais parce que j'en avais encore besoin pour évoluer et pour accomplir ma mission sur cette terre. Ces lectures m'ont aussi fait prendre conscience de ceci : que toutes ces causes que les religions, la psychologie, la philosophie et la science attribuent à la souffrance pouvaient m'aider, à condition que je ne me laisse pas enfermer par elles en les considérant comme des vérités absolues. Finalement, ce que ces lectures m'ont apporté de plus important, c'est que grâce à elle j'ai compris qu'il était essentiel que je fasse la différence entre ce qui est de l'ordre de l'intelligence rationnelle consciente et ce qui est du domaine de l'intelligence irrationnelle inconsciente en ce qui concerne les notions de « choix » et de « responsabilité » par rapport à l'apparition des épreuves de ma vie.

Par manque de connaissance de cette différence, j'étais passée d'un extrême à l'autre, c'est-à-dire d'une irresponsabilité où j'attribuais souvent au monde extérieur la responsabilité de l'apparition de mes épreuves, au point d'hypothéquer le pouvoir sur ma vie, à une tentative d'hyperresponsabilité aussi néfaste parce qu'elle était trop lourde à porter. J'étais loin du juste milieu de la guérison intérieure car l'irresponsabilité tout comme l'hyperresponsabilité en ce domaine nous conduisent toutes les deux directement vers l'impuissance en empruntant des chemins différents, comme je vais l'expliquer maintenant.

Croire que tout ce qui nous arrive dépend des autres est aussi nuisible à la santé physique et psychologique que de croire que tout ne dépend que de nos ressources rationnelles. Dans cette dernière façon d'envisager la vie, il peut se cacher une vision égocentrique et narcissique de la réalité, une illusion bien inconsciente de l'ego qui se caractérise par un manque indéniable de discernement. Cette vision peut nous rendre insensibles à la douleur des autres : « S'ils souffrent, c'est leur responsabilité. Il n'en tient donc qu'à eux de s'en sortir. » Elle peut aussi nous encourager à croire que notre raison est dotée d'un pouvoir qu'elle ne possède pas et d'une toute-puissance qui lui fait oublier que nous ne sommes pas des dieux, mais des êtres humains dont la divinité intérieure est indissociable des limites imposées par l'incarnation. Il y a tout un travail de *départage* à faire pour ne pas nous perdre dans des positions extrémistes qui nous font du tort.

Une chose est certaine si je me réfère à mon expérience de la souffrance psychique et de la maladie : c'est en prenant la responsabilité de travailler constamment sur nous-mêmes, en démystifiant le refoulé, et en tournant notre regard vers l'intérieur que nous contactons notre véritable pouvoir humain. La responsabilité est le moteur de notre évolution. Sans elle, nous nous enlisons dans l'impuissance à nous dégager des fonctionnements inconscients qui nous font souffrir et qui font souffrir les autres. Sans elle, nous bloquons notre évolution. C'est donc à nous de choisir le rythme et les moyens qui nous conviennent pour assumer cette responsabilité qui nous donne le pouvoir d'assurer notre croissance, de rendre de plus en plus harmonieuse nos relations avec nous-mêmes, avec les autres et avec le divin en nous, et de diriger notre route vers la guérison intérieure.

Mais en quoi consiste réellement cette responsabilité ? Sommes-nous responsables de ce qui nous arrive ? Il est important que nous trouvions une réponse à cette question si nous ne voulons pas perdre notre pouvoir en adoptant *sans discernement* des croyances du Nouvel-Âge qui ne correspondent pas à notre vérité intérieure.

Croire que nous n'y sommes pour rien dans ce qui nous arrive et que, comme je viens de le dire, nos épreuves dépendent du monde extérieur et d'un Dieu extérieur et tout-puissant ne sert qu'à entretenir un sentiment d'impuissance qui amplifie notre souffrance parce que cette croyance ne nous offre comme possibilités que la victimite et la résignation. Par contre, croire que tout dépend uniquement de nos ressources rationnelles, psychiques et physiques ne nous apaise pas non plus quand nous avons trop mal parce que, dans ces moments-là, nous souffrons d'impuissance, d'insécurité et de culpabilité, et nous risquons ainsi de tomber dans le découragement et le désespoir. C'est donc dans le juste milieu que se trouve l'équilibre, non dans l'irresponsabilité ni dans l'hyperresponsabilité. Mais où se trouve concrètement ce juste milieu ?

Pour répondre à cette question, voyons d'abord ce que j'entends par « hyperresponsabilité ». Qu'est-ce qui caractérise une personne hyperresponsable ?

Ce qui caractérise cette personne c'est sa conviction profonde qu'elle est responsable de son vécu, de ses actions et de ses réactions et qu'elle peut, par le pouvoir de ses seules ressources rationnelles, physiques et psychiques, affronter avec succès toutes les épreuves de sa vie et régler tous ses problèmes matériels, professionnels, affectifs, corporels et relationnels sans faire appel à ses forces irrationnelles et spirituelles. Le problème de cette croyance, c'est que, à la longue, elle conduit directement vers l'impuissance et le désespoir comme je viens de le démontrer.

Or, l'expérience démontre que notre conscience rationnelle n'est pas toute-puissante et que la Conscience profonde, c'est-à-dire la partie divine et irrationnelle de notre être, a des pouvoirs que la raison ne possède pas. L'expérience nous démontre aussi que celui qui accepte de lâcher prise et de ne pas tout contrôler rationnellement peut participer à la toute-puissance divine et bénéficier de ses pouvoirs. C'est donc dire que ce qui nous protège contre l'impuissance et le désespoir, c'est notre capacité à reconnaître les limites de notre intelligence rationnelle et notre capacité à nous servir de l'humain pour atteindre le divin. En fait, ce qui contribue à notre grandeur, c'est notre ouverture à cheminer humblement vers la vie intérieure et spirituelle sans nier notre nature d'homme. C'est dans l'accueil réaliste de ce que nous sommes, c'est-à-dire des êtres à la fois humains et divins, conscients et inconscients, rationnels et irrationnels, puissants et impuissants, que nous arriverons le mieux à nous réaliser et à réaliser notre mission sur terre.

Nous voyons donc que cette hyperresponsabilité, que nous voulons atteindre avec la bonne intention d'intensifier le pouvoir sur nos vies par les seules ressources de notre raison, est en fait l'expression d'un oubli fondamental, celui que la partie divine qui nous constitue, grâce à sa vision globale, participe à notre évolution.

Toutes ces réflexions m'ont amenée à conclure que nos épreuves ne résultent pas du choix conscient de notre seule pensée rationnelle. Elles m'ont amenée à conclure aussi que nous ne sommes pas éprouvés parce que nous sommes punis d'avoir mal agi ou mal pensé. Nous vivons celles-ci parce que l'Intelligence irrationnelle inconsciente qui nous constitue sait ce que nous avons à apprendre et à réaliser sur cette terre. Elle sait aussi comment nous arriverons le mieux à l'apprendre parce qu'elle n'a pas la notion de la linéarité du temps. Pour elle, tout est présent, incluant le passé et le futur. Sa vision n'est pas partielle comme celle de l'intelligence rationnelle consciente mais globale. C'est pourquoi, guidés par elle, **nous attirons sur notre route des événements parfois affligeants, parfois réjouissants, pour nous aider à harmoniser les parties morcelées de notre être et pour nous ouvrir chaque jour davantage à l'appel de l'intérieur. C'est à nous de nous servir de ces événements pour nous construire ou pour nous détruire, pour évoluer ou pour régresser. LÀ RÉSIDE NOTRE VÉRITABLE CHOIX CONSCIENT. Là se trouve la véritable responsabilité de notre Moi. La responsabilité totale, quant à elle, appartient à l'intelligence rationnelle consciente et à l'Intelligence irrationnelle inconsciente qui sont en quelque sorte coresponsables du déroulement de notre vie. C'est dans l'humble reconnaissance de cette coresponsabilité que nous trouverons la délivrance parce qu'en l'acceptant, nous pouvons trouver**

l'équilibre entre ce que nous avons à accomplir « consciemment » pour assumer notre rôle dans la création de nos vies et ce que nous devons laisser à notre partie divine, par le lâcher-prise, pour qu'elle puisse accomplir le sien.

Cette vision créatrice de la responsabilité éclaire la notion de « choix ». Il est évident, selon cette perspective, que notre conscience rationnelle n'est pas responsable à elle seule de ce qui nous arrive et n'en fait pas le choix parce que ce choix revient surtout à notre Intelligence irrationnelle inconsciente. Comme cette forme d'intelligence nous constitue et qu'elle agit en collaboration avec l'intelligence rationnelle, nous pouvons dire qu'en tant qu'être global, nous attirons et choisissons ce qui nous arrive parce qu'une autre partie de nous sait ce dont nous avons besoin pour grandir et pour trouver la paix, la sérénité et l'amour qui nous rendent heureux. Ainsi, l'existence de l'intelligence irrationnelle nous explique pourquoi notre aspiration naturelle au bonheur n'est pas une utopie.

Mais, puisque l'existence et le travail de cette forme d'intelligence échappent à notre conscience rationnelle, où réside notre pouvoir de bénéficier de ses bienfaits ? Il réside dans notre aptitude à lâcher prise quand nous sommes confrontés à nos limites rationnelles, physiques et psychiques. Plus nous savons lâcher prise quand nous traversons des épreuves qui nous font souffrir, c'est-à-dire plus nous acceptons de faire confiance et de nous abandonner à nos ressources spirituelles, plus nous avons de pouvoir et plus nous sommes libres.

Cette façon d'envisager l'épreuve nous montre l'importance prioritaire de développer le lâcher-prise et nous centre davantage sur sa finalité que sur ses causes. Abordée ainsi, elle devient un tremplin vers la guérison intérieure et la réalisation globale de notre être plutôt qu'une source de culpabilité, d'insécurité et d'impuissance. Elle nous procure un pouvoir à notre juste mesure et nous dirige vers le NOUVEAU au lieu de nous tirer vers un ANCIEN qui n'est plus, comme l'écrit Anselm Grün : « Plutôt que de s'interroger sur les causes d'une maladie, mieux vaut, à mon sens, se tourner du côté de la finalité (...) : que veut-elle me montrer ? À quoi m'appelle-t-elle ? Que dois-je changer dans ma vie ? (...) Il faut regarder vers l'avant et réfléchir à la réponse que je peux donner au défi de la maladie, voir sur quels chemins nouveaux elle peut me conduire. »

Ces chemins nouveaux sur lesquels la maladie m'a conduite m'ont fait découvrir ce qu'elle avait de merveilleux à me montrer et dont je parlerai dans le dernier chapitre. Mais pour me permettre de comprendre et d'intégrer ce à quoi elle m'appelait, elle m'a entraînée aussi sur des chemins qui n'ont pas toujours été faciles à sillonner, ceux de la rencontre avec mes blessures d'enfant, d'adolescente et d'adulte, enfouies au plus profond de mon être. Pour garder mon regard vers l'avant, j'ai dû parfois m'aventurer dans l'obscurité des nuits glaciales et dans la profondeur des ténèbres de ces souffrances refoulées. À certains moments, la peur de ce que cachaient ces ténèbres et la honte de ce que j'y entrevoyais devenaient tellement fortes que je ne pouvais plus avancer. Je suis péniblement arrivée à m'enfoncer dans la caverne énorme, que je croyais sans issue, de la partie refoulée de mon psychisme. La simple idée d'avancer plus loin dans ce lieu sombre que j'avais déjà commencé à explorer me remplissait de la terreur de ne plus jamais pouvoir en revenir ou d'en revenir psychiquement détruite. L'exploration de cette caverne que j'appelle « la caverne de souffrance », laquelle fera l'objet du prochain chapitre, a été probablement pour moi la démarche la plus éprouvante et la plus libératrice de mon cheminement vers la lumière et, assurément, vers la guérison intérieure.

Chapitre 7

La caverne de souffrance

L'expression « caverne de souffrance » est une métaphore symbolique pour représenter ce que Freud a appelé « le refoulé » et que Jung a nommé « l'Ombre ». À ce sujet, Nicolas Bornemisza, spécialiste de la psychologie jungienne, dans le livre intitulé *Se guérir grâce à ses images intérieures* qu'il a écrit avec Marie-Lise Labonté nous dit : « La dimension intérieure qui nous empêche le plus souvent d'être nous-mêmes, Jung l'a appelé l'Ombre. Elle est composée de contenus refoulés et de parties non encore explorées. La rencontre de l'Ombre dans nos rêves et dans nos visions est un moment généralement déplaisant, car ce que nous voyons alors, ce sont nos défauts, nos désirs inavoués et nos potentialités inassouvies. Pourtant, nous avons tout intérêt à la côtoyer, à en intégrer des parts de plus en plus larges, car elle représente une énergie vitale primordiale. On ne peut la tuer, dit Jung, sans régresser vers une animalité infantile. La seule voie, c'est le dialogue, la négociation. »

Cependant, quand l'Ombre apparaît menaçante, il est difficile d'envisager un dialogue avec elle à cause de nos peurs. Certaines peurs ont des racines tellement profondes que nous ne pouvons pas nous en débarrasser comme d'un fruit pourri. Il faut déterrer ces racines psychiques pour leur faire face, les identifier, les démystifier, les comprendre et nous en libérer. Si elles sont si profondes, c'est qu'elles viennent de la terreur de nos ancêtres, de celle de nos parents et de nos expériences d'enfant. Ces couches de peurs, nous devons les enlever une par une pour nous rendre à la caverne où est enfoui, dans les profondeurs de l'inconscient, tout ce que nous avons refoulé pour survivre. Cette Ombre empêche un grand nombre d'entre nous de connaître la joie de vivre, nous cause des maladies physiques et psychologiques et nous pousse à adopter des comportements répétitifs, automatiques et inconscients qui nous causent de nombreux problèmes relationnels et de nombreux problèmes de santé.

La souffrance enfermée dans cette caverne est si aiguë qu'aucun mot ne peut en qualifier l'intensité, spécialement pour ceux qui souffrent de maladie, de dépression ou qui sont aux prises avec des problèmes relationnels répétitifs ou avec des crises existentielles. Il s'agit d'une souffrance née de traumatismes d'abandon, d'humiliation, d'insécurité, de rejet ou de trahison que nous avons bien ensevelie dans ce lieu psychique, dont l'entrée est tellement bloquée par la peur de souffrir encore qu'il nous est extrêmement difficile, voire pénible, d'y avoir accès. Cette souffrance refoulée est très souvent la source première de nos tourments du moment présent.

Inconsciemment nous avons créé cet endroit obscur pour survivre psychiquement à certains moments de notre enfance ou encore pour échapper à l'angoisse ou à la folie. La raison pour laquelle nous avons tant de mal à y accéder, c'est que franchir sa porte représente une menace inconsciente, la menace d'être mis devant les facettes de nous-mêmes que nous n'aimons pas et dont nous avons terriblement honte. Toutefois, en la maintenant fermée, la souffrance enfermée dans cette caverne n'est pas moins active pour autant. Elle se manifeste par la voie des déclencheurs extérieurs qui la font ressurgir à notre insu d'une manière si impromptue que nous ne pouvons absolument pas la contrôler. C'est pourquoi cet espace intérieur de souffrance refoulée ne nous est pas inconnu. La plupart d'entre nous en ressentons la présence, surtout lorsque nos réactions spontanées à certains déclencheurs sont démesurées par rapport à la réalité objective. Par contre, nous ignorons la raison pour laquelle nous réagissons si fortement. Nous nous demandons pourquoi, dans certaines situations, nous n'arrivons pas à contrôler nos émotions et nos réactions indésirables et pourquoi notre volonté n'a aucun pouvoir sur elles.

Combien de fois dans ma vie ai-je été confrontée à l'impuissance de mon savoir et de ma volonté à dominer mes réactions et mes actions ! Je voulais de toutes mes forces avoir du pouvoir sur elles, mais « ça » ne voulait pas. Je « savais », par exemple, que j'avais une peur épouvantable du rejet et de l'humiliation et que cette peur, issue de ce que j'avais vu, entendu et vécu dans mon enfance, influençait défavorablement mes pensées, mes actions et mes réactions. Je le « savais » et je voulais de toutes les fibres de mon être que « ça » change, mais « ça » ne voulait pas. Je « savais » aussi que, quand j'étais blessée en profondeur, un dialogue avec la personne qui avait déclenché ma blessure m'aurait été probablement favorable et m'aurait aidé à ne pas entretenir de ressentiment et de rancune, mais « ça » ne voulait pas. Quelque chose en dedans annihilait complètement ma volonté et je m'en sentais atrocement impuissante et coupable. C'était plus fort que tout, plus fort même que mon besoin incommensurable d'harmonie, de paix et de relation. J'étais paralysée par une peur énorme d'être humiliée, rejetée et anéantie davantage, une peur disproportionnée par rapport à la réalité. Je « savais » mais je n'arrivais pas à changer pour autant. Chaque fois que j'étais atteinte dans les zones de vulnérabilité qui touchaient l'humiliation et l'abandon, j'étais menée par une force intérieure qui m'enlevait tout pouvoir sur mes pensées, mes émotions et mes comportements. Cette force n'était nulle autre que la force du refoulement de la souffrance intolérable déclenchée par des expériences réelles du passé où je m'étais sentie humiliée, à plusieurs reprises, au point de me sentir réduite à rien, par certains de mes éducateurs.

À partir de cette période de ma vie, la peur d'être de nouveau humiliée devant tout le monde est devenue plus forte que ma volonté parce que, enfant, lorsque j'ai été placée dans ces situations éprouvantes, je ne savais pas comment m'en sortir. Tous les moyens que j'ai utilisés à ce moment-là m'ont attiré plus d'humiliation et de rejet. Seule la fuite dans l'enfermement, l'isolement et l'argumentation m'ont servi de refuge pour cacher ma honte, cette honte funeste d'exister.

N'allez surtout pas croire que je me considère comme une victime de violence ou comme la proie innocente d'éducateurs méchants et monstrueux. Ce n'est pas du tout le cas. D'une part, il faut dire, à la décharge de ces derniers, que j'avais du caractère et que je n'ai pas toujours été une enfant docile ni une adolescente facile. D'autre part, je serais malhonnête de passer sous silence le fait que j'ai beaucoup reçu de ceux qui ont participé à mon éducation et que je leur en suis sincèrement reconnaissante.

Comme mère de quatre enfants et comme enseignante, je suis très consciente que nous, éducateurs, faisons généralement de notre mieux pour éduquer nos enfants et nos élèves en composant avec notre histoire personnelle et les influences culturelles et sociales de l'époque où nous vivons. J'ai grandi à une époque où la religion imprégnait toutes les valeurs et toutes les couches de la société québécoise. Il en résulte que j'ai été submergée par des discours moralistes que j'avais du mal à supporter et à respecter. Ces mêmes discours d'ailleurs étouffaient aussi ceux qui m'ont éduquée. Ils avaient donc une grande influence sur leur approche éducative.

Cette difficulté à respecter certaines exigences que je ressentais comme incohérentes et mon attitude parfois rebelle face à mes éducateurs m'ont attiré des jugements péremptoires sur mes actions et surtout sur mon caractère. J'ai vécu ces jugements comme profondément humiliants et dévalorisants. Ils m'ont moralement marquée et m'ont progressivement empreinte de la conviction que ce que j'étais n'était « pas assez » ou « pas correct » et qu'il fallait que « je sois plus » ou surtout que « je sois autrement » pour être aimée. Quoi qu'il en soit, à ce moment-là, ma honte de moi et de ce que je vivais était tellement considérable que j'ai commencé à refouler mon vécu et à perdre l'estime de moi.

Fort heureusement, je n'étais pas dépourvue de ressources ni de talents. De plus, je reconnais que j'ai vécu avec ces mêmes éducateurs de merveilleuses expériences constructives. Je reconnais aussi que la religion m'a transmis des valeurs sur lesquelles j'ai fondé ma vie. J'ai développé grâce à son influence, à celle de mes parents et de la plupart de mes professeurs, des qualités dont j'ai bénéficié toute ma vie dont une grande force de volonté, une solide détermination et un sens profond de la discipline, de l'engagement et des responsabilités. Cela m'a permis de me réaliser et d'affronter les obstacles de mon parcours sans me laisser abattre. Cet héritage que j'ai cultivé et complété par le travail que j'ai fait sur moi-même, m'a fourni la possibilité de me créer une vie affective nourrissante et heureuse et de m'accomplir professionnellement. Grâce à la richesse de mon héritage psychique, j'ai décidé de consacrer ma vie à la relation et j'ai pu évoluer psychologiquement et spirituellement. Cependant, comme j'étais particulièrement vulnérable en ce qui concernait mon noyau de souffrances refoulées, j'ai appris à me protéger du mieux que j'ai pu[6] et, quand je n'y arrivais pas, je me réfugiais dans la fermeture et l'isolement ou je me débattais au moyen de l'argumentation comme je le faisais lorsque j'étais enfant et adolescente.

Pendant des années, il m'est arrivé souvent de fuir quand j'étais en situation de survie parce que j'avais trop mal. Je n'obtenais ainsi que des libérations bien passagères parce que, dans mes fuites, je traînais toute la charge refoulée avec

---

6 À ce sujet, j'encourage le lecteur à se référer au chapitre qui traite des mécanismes de protection dans mon ouvrage intitulé *Relation d'aide et amour de soi*, publié aux Éditions du Cram.

moi. Je fuyais les déclencheurs, mais je n'échappais pas à ma caverne de souffrance dont le contenu s'alourdissait et s'intensifiait au point de provoquer parfois en moi des angoisses inexplicables. C'est alors que j'ai entrepris un long travail psychologique sur moi-même, travail que je poursuis toujours quand les événements de la vie me frappent trop lourdement. J'avais environ trente ans. À ce moment-là, j'ai commencé à enlever les couches qui obstruaient l'entrée de ma caverne jusqu'à ce que, petit à petit, je m'engage plus en profondeur dans son mystère. La maladie m'a poussée beaucoup plus loin dans la démarche entreprise. Grâce à elle, j'ai avancé un peu plus rapidement dans l'obscurité des labyrinthes de cette Ombre parce que je m'en sentais prête.

Mon expérience personnelle et professionnelle m'a appris que, lorsque nous avons beaucoup refoulé notre vécu et nos besoins, l'exploration des mystères de la caverne de souffrance, ne résulte pas d'un effort de volonté. Même si nous voulons de toutes nos forces faire des démarches d'introspection dans cette direction, nous nous ferons plus de mal que de bien si nous ne sommes pas psychiquement prêts. On ne fonce pas dans ses peurs chroniques comme dans un mur qu'on veut déplacer. On ne jette pas une personne qui a une phobie de l'eau au milieu de la mer pour qu'elle apprenne à nager. Nous faire violence ne sert qu'à nous fragiliser davantage et qu'à nous conduire vers la direction opposée à celle que nous voulons prendre. Nous nous devons de respecter notre rythme d'évolution dans ce cheminement sans quoi nous retardons la guérison plutôt que de la faciliter. Certaines approches procèdent plus en douceur que d'autres parce qu'elles respectent le fonctionnement du monde irrationnel, bien différent de celui du monde rationnel. Quoi qu'il en soit, fort heureusement, un instinct de protection ou un instinct de survie garde fermés les passages de la caverne quand nous ne sommes pas prêts à les franchir. Dans ces moments-là, même si « nous » voulons avancer, « ça » ne veut pas parce que la charge qu'elle contient est trop lourde et trop menaçante.

Certaines personnes accèdent plus rapidement que d'autres aux mystères de leur caverne de souffrance. Cela ne signifie pas qu'elles soient plus avancées psychologiquement ou spirituellement non plus qu'elles soient plus intelligentes ou supérieures aux autres. Cela signifie plutôt qu'elles sont prêtes, au sens où elles sentent que, malgré la peur, elles franchiront les étapes de libération sans se perdre dans la confusion et sans être happées par le spectre de l'angoisse de mort. Le moment approprié pour faire des pas de plus en ce sens dépend du chemin parcouru, des expériences de vie, de l'intensité du noyau de souffrance qui varie d'un individu à l'autre et aussi de cette synchronicité qui fait que nous rencontrons la bonne personne au bon moment pour nous aider.

Je n'insisterai jamais assez sur l'importance de nous faire accompagner par un guide compétent, sécurisant, aimant et profondément respectueux de notre rythme pour faire cette démarche de libération surtout quand nous sentons l'intensité du refoulé dans les moments où certaines situations de la vie déclenchent en nous une grande vulnérabilité. On reconnaît un bon accompagnateur – ou un bon thérapeute – en ce qu'il ne force rien et n'interprète rien. C'est un travail essentiellement non directif dont les principaux outils sont l'amour, le respect et la confiance réciproque.

Ce travail délicat nous plonge au cœur des souffrances refoulées dans l'inconscient parce qu'elles sont menaçantes. C'est pourquoi il est parfois imprudent de chercher à entrer directement dans la caverne par des méthodes trop directes et trop directives. Pour plus de sécurité et d'efficacité, mieux vaut utiliser le langage polysémique des images et des symboles comme le faisait Jung[7]. Ce moyen est, à ma connaissance, l'un des plus sûrs et des plus appropriés pour percer les mystères et les profondeurs d'une telle souffrance. Il nous évite de nous cantonner dans les faits stériles du passé et de nous emprisonner dans des explications et des interprétations de ces faits qui ne servent qu'à satisfaire le conscient sans vraiment libérer l'inconscient. Il ouvre en douceur des portes sur des mondes totalement inconnus et différents de ceux que nous connaissons, parce que l'image en tant que langage non verbal dont l'action est à la fois globale et polysémique est un langage que l'inconscient peut vraiment saisir. Pourquoi ? Parce que le symbole et la psyché appartiennent tous les deux au monde de l'irrationnel dont les lois de fonctionnement ne ressemblent guère à la logique du monde rationnel.

Pour mieux me faire comprendre, je prendrai l'exemple d'un enfant effrayé. Nous savons par expérience que ce n'est pas en lui expliquant pourquoi il a peur que cet enfant se calmera. Ce qui plutôt l'apaisera c'est la présence chaleureuse de sa mère ou d'une autre

---

7 À ce sujet, je propose la lecture du livre de Jean Lerède, *La psycho-spiritualité, survie de l'espèce humaine* publié aux Éditions du CRAM et de celui de Marie-Lise Labonté et Nicolas Bronemisza intitulé *Se guérir grâce à nos images intérieures*, publié chez Albin Michel.

personne aimante, la tendresse de ses caresses et la douceur de sa voix. En fait, le langage approprié dans de telles circonstances est le langage irrationnel du non verbal et non celui de la raison qui ne connaît rien du domaine de l'émotion. Aussi, ce n'est que lorsqu'il sera rassuré et sécurisé que cet enfant pourra s'ouvrir au langage rationnel et entendre les causes de sa peur.

L'inconscient de la caverne ressemble à cet enfant qui a peur. Il a besoin d'une approche douce, irrationnelle, indirecte pour livrer son mystère. Autrement, il se cabre, éclate ou se ferme et crie sa douleur par d'autres moyens, dont celui de la maladie ou de la dépression.

Nous pouvons nous demander ici où prendre ces images qui constituent des facteurs de guérison intérieure. L'un des rares moyens capables de fournir les symboles appropriés à notre propre cheminement, c'est le corps. C'est en symbolisant la souffrance physique et la souffrance psychique enregistrées dans le corps que nous obtiendrons l'image la plus appropriée pour entreprendre un dialogue libérateur, révélateur et, conséquemment, guérisseur de l'âme.

Mais comment peut-on symboliser la souffrance enregistrée dans le corps ? Pour éviter que ces termes restent abstraits, je vais expliquer brièvement ce qu'est le symbole. Le symbole est un objet ou une image dont la portée est tellement large et profonde qu'il possède une valeur polysémique en ce sens que sa résonance au cœur de l'inconscient diffère d'une personne à l'autre selon l'histoire personnelle de chacun. L'exemple le plus connu que je puisse donner est celui des images évoquées par les rêves. L'inconscient, qui ne s'exprime pas par des mots comme le fait le conscient, a son propre langage. Il se manifeste par les symboles qui foisonnent dans nos rêves et il se manifeste aussi à travers le corps sous forme de tensions, de malaises ou de maladies. Pour obtenir des informations à propos des contenus inconscients de la caverne de souffrance, deux portes royales s'offrent à nous : le rêve et le corps. Ce sont eux qui peuvent nous fournir les images révélatrices des contenus du refoulé. Le rêve, pour sa part, a servi de support incontestable à la méthode psychanalytique élaborée par Freud, méthode qu'il a appliquée au moyen de l'interprétation. Il a été suivi par Jung, qui a incontestablement élargi l'approche freudienne par sa découverte de l'inconscient collectif, son ouverture sur la pensée irrationnelle et son intérêt encore plus poussé que celui du créateur de la psychanalyse pour les mythes et les symboles. Par la suite, d'autres spécialistes de la psyché, comme Diel et Lerède, ont utilisé le contenu des rêves comme moyen de libérer le refoulé.

Ce qui m'intéresse ici, c'est de voir l'importance accordée aux symboles et aux images par ces spécialistes comme moyen d'éclairer l'Ombre et de révéler le refoulé. Ce sont spécialement ces images et ces symboles qu'il nous faut appréhender pour illuminer les labyrinthes de la caverne de souffrance. Malheureusement, de nombreuses personnes ne se souviennent pas de leurs rêves. Il leur est donc difficile, voire impossible d'explorer les symboles qui pourraient s'y trouver. C'est alors que le corps peut être sollicité pour dévoiler son langage. Toutefois, comme il s'exprime par des sensations de bien-être ou de mal-être et non par des images comme c'est le cas dans les rêves, il faut donc prendre des moyens pour qu'il fournisse des éléments de compréhension de ses malaises, particulièrement quand ces derniers nous font trop souffrir. L'un des meilleurs moyens pour ce faire consiste à symboliser la douleur, c'est-à-dire à la transformer en images.

Pour y arriver, il est souhaitable, quand c'est possible, que nous prenions d'abord le temps de relaxer en profondeur par la méthode qui nous convient le mieux. Ensuite, nous devons diriger notre attention sans effort sur le centre de la douleur, peu importe si cette douleur est aiguë ou légère, condensée en un point spécifique ou répandue dans tout le corps. Il est important de « ressentir » le malaise et de pénétrer dans ce ressenti. C'est alors le moment de laisser émerger une image de l'intérieur de la sensation. L'absence d'effort est prioritaire ici. S'il y a effort, cela signifie que le mental s'impose dans le processus. Dans ce cas, il ne faut pas lutter contre lui, mais en prendre conscience tout simplement et revenir en douceur à la sensation pour accueillir le symbole qui se présente, aussi bizarre nous semble-t-il être, sans le juger. Il peut s'agir d'une barre de fer, d'une roche, d'une fleur fanée, d'un roi, d'un enfant, d'un couteau, d'une maison, d'un vêtement, d'une bouteille vide, d'une source ou d'un marais, d'un geyser, d'une explosion ou d'une avalanche. Quelle qu'elle soit, l'image qui apparaît est libératrice du refoulé ou révélatrice de sens ou de messages. S'il n'apparaît pas d'image, c'est qu'il faut en rester à la sensation elle-même qui a son propre langage.

L'image libératrice du refoulé

L'image libératrice du refoulé se manifeste très souvent par une émotion plus ou moins forte. Quand elle se présente, cette émotion doit être prise en considération. Nous ressentons la plupart du temps une envie de pleurer. Il est alors important de laisser couler les larmes et de ne rien refouler parce que le vécu déclenché par l'image vient directement du refoulé et le libère de son contenu purement et simplement sans passer par l'interférence d'un déclencheur extérieur qui brouille les pistes du discernement. En effet, dans le cas du déclencheur qui vient du dehors, il est impossible de distinguer la part du vécu qu'il fait remonter du passé et celle qu'il produit directement par lui-même dans le présent. Par exemple, si une personne m'humilie devant tout le monde et que je me sens profondément blessée parce que ses paroles font remonter en moi la charge refoulée d'humiliations vécues dans ma relation avec l'un de mes parents, il est impossible de savoir quelle part de mon sentiment d'humiliation vient du passé et quelle part vient du présent. Par contre, l'image qui naît du corps ou des rêves ne subit aucune interférence de l'extérieur. Elle vient directement du dedans. C'est pourquoi son effet de libération est si pur et si bienfaisant tout en étant généralement moins souffrant. En voici un exemple personnel.

Ce matin, alors que je travaillais au présent ouvrage, j'ai ressenti une douleur de plus en plus insistante dans la nuque et les épaules. J'ai d'abord tenté de l'oublier puis je me suis rappelé mon engagement envers mon corps. J'ai alors arrêté mon travail et j'ai pris quelques minutes de relaxation. J'ai ensuite porté mon attention sur ce que je ressentais à ces endroits douloureux. J'ai pris le temps de bien percevoir les sensations desquelles j'ai laissé émerger une image symbolique.

La première image qui s'est présentée a été celle de lourds blocs de béton sous le poids desquels j'étais complètement écrasée. Ces blocs se sont transformés en deux énormes mains poilues qui poussaient sur mes épaules pour les écraser. J'ai alors été envahie par une émotion intense et je me suis mise à pleurer sans trop savoir pourquoi. J'avais le sentiment qu'une force extérieure cherchait à m'anéantir. J'ai laissé libre cours à mes larmes. Au bout de quelques minutes, je me sentais beaucoup mieux. Les mains reposaient encore sur mes épaules, sans forcer, et la douleur avait considérablement diminuée. Pour satisfaire mon rationnel, j'ai cherché la cause de cette émotion. Y avait-il quelque chose qui m'écrasait en ce moment dans ma vie ? J'avais beau chercher, je ne trouvais rien. Je me suis mise alors à fouiller dans le passé et à faire toutes sortes d'hypothèses mais rien n'avait en moi une résonance susceptible de me révéler quoi que ce soit d'intéressant. Ces recherches de causes ne me servaient à rien à ce moment de mon expérience parce qu'elles demandaient un effort rationnel qui empêchait la révélation du mystère de l'irrationnel représenté par le symbole des mains.

Fréquemment, la méthode de symbolisation du corps ne sert qu'à libérer des émotions refoulées dans la caverne. Dans ce cas, il n'est absolument pas nécessaire de leur trouver un sens, encore moins de savoir quelle situation précise du passé est associée à cette émotion.

Dans d'autres cas, nous avons besoin d'établir le lien entre le vécu refoulé et le message qu'il porte ou le sens qu'il veut nous révéler, mais ce lien ne doit pas être fait par la raison. Il doit venir de l'intérieur. Pour savoir si la libération de l'émotion nous suffit, il faut simplement rester présent à ce que nous ressentons dans l'ici et maintenant sans nous laisser piéger par le mental qui peut exiger des explications inutiles à notre bien-être. En fait, si nous nous sentons bien physiquement et émotionnellement, c'est que l'expérience est terminée. Inutile de nous compliquer la vie. Si nous sommes habités par un malaise, il est alors possible que la révélation du sens soit nécessaire pour compléter le processus entrepris.

L'image révélatrice de sens

L'image qui surgit d'une sensation physique n'est pas l'effet du hasard. Cela apparaît évident puisqu'elle naît de notre propre corps. Elle est donc le langage non verbal de NOTRE inconscient corporel. C'est pourquoi nous ne pouvons pas l'ignorer. Nous devons laisser émerger d'elle soit une émotion, soit un sens, soit les deux.

Il est fondamental ici de différencier la recherche de sens et la recherche de faits ou de situations qui, dans le passé, ont provoqué le refoulement de certaines émotions ou de certains besoins. La recherche de faits précis peut satisfaire le mental sans libérer la caverne des souffrances qu'elle renferme. Dans cette démarche, il importe de libérer le corps et le psychisme d'un refoulé qui empêche l'énergie vitale de circuler normalement et qui cause des problèmes de santé physique et de santé psychique. Aussi, est-il fortement souhaitable que le sens recherché ait un impact sur le présent et un lien avec l'ici et maintenant. Dans le cas de l'exemple précédent, pour découvrir le sens des mains poilues qui m'écrasaient, j'ai choisi de dialoguer avec elles au moyen de l'écriture spontanée. Cette forme d'écriture, je le rappelle, consiste à laisser couler ce qui vient, sans réfléchir et sans juger ce qui en sort, même si cela nous semble illogique et confus. Avec ce type d'écriture, tout finit par se clarifier si nous accueillons ce qui émerge comme je l'ai fait dans mon dialogue avec les mains.

— *Qu'est-ce que vous me voulez ? Pourquoi voulez-vous m'écraser ? Qui êtes-vous ?*

— *Nous sommes tes mains.*

— *Mais je n'ai pas de grosses mains poilues.*

— *Ce sont des mains solides, des mains de travail, les mains d'un homme fort.*

— *Je ne comprends pas. Je ne suis pas un homme et je n'ai pas de force dans les mains.*

— *Nous voulons que tu t'arrêtes et ça prend des mains puissantes pour y arriver.*

— *Mais je m'arrête quand je suis fatiguée. Je m'arrête de plus en plus. Et puis ça m'embête cette conversation. Je la trouve vide et ridicule. J'ai le sentiment de perdre mon temps.*

— *Quel temps ?*

— *Le temps pour rédiger mon livre.*

— *C'est ce que tu es en train de faire, non ?*

— *Vous m'emmerdez. Que faites-vous là ?*

— *Nous sommes ta force de changement.*

— *Ma force de changement ? Pourquoi m'écrasez-vous ? Et que voulez-vous que je change ?*

— *On ne t'écrase pas.*

— *Mais alors, que me voulez-vous exactement ? Allez-vous me le dire enfin ?*

— *On veut que tu détendes tes épaules, que tu les relâches, que tu cesses de les garder tendues et toujours soulevées. On dirait que tu portes le monde sur ton dos. Tu te préoccupes trop pour les tiens. Fais-leur confiance.*

— *Je leur fais confiance. Je sais qu'ils sont forts et capables. Mais quand ils souffrent, j'ai mal. Je ne me dégage pas de leur souffrance. C'est la souffrance de l'autre qui me fait mal. Comme je voudrais le soulager ! Je m'en sens responsable.*

— *C'est ce que tu as fait toute ta vie. Enfant, tu t'inquiétais de la souffrance de tes parents. Elle te suivait partout. Elle a fait de toi une petite fille sérieuse, une petite fille qui étouffait sous un poids trop lourd à porter, une petite fille qui n'a pas pris le temps d'être une enfant. Tu t'es raidie le corps pour qu'il la supporte. Relâche.*

— *C'est vrai que j'ai voulu porter la souffrance de mes parents. Je voulais tant alléger leur peine. Je voulais la leur arracher pour qu'ils rient et dansent et soient heureux.*

— *Mais c'était trop pour toi. Ton corps en porte encore la marque. Tu ne pourras aider ceux que tu aimes qu'en te libérant de leur souffrance. Cesse de la faire tienne, elle ne t'appartient pas. Cesse de t'imposer des responsabilités qui ne sont pas les tiennes. Tu te prends pour qui ? Pour une superfemme ?*

— *Tu te moques de moi ou quoi ? J'ai appris très jeune qu'il me fallait prendre en charge la douleur des autres, spécialement celle de mes frères et sœurs. Comment peut-on se libérer de la souffrance de ceux qu'on aime ?*

— *En les aimant justement.*

— *Mais, je les aime.*

— *Pas assez.*

— *Comment le sais-tu ?*

— *Tu ne les aimeras vraiment que si tu t'aimes davantage.*

— ...

— *Quand tu es centrée sur la souffrance des autres et que tu t'oublies, tu te fais du mal, tu ne t'aimes pas. Tu te prends pour un sauveur qui ne sauve absolument rien. Tu imposes à ton corps une charge qu'il n'a pas la force de porter parce que ce n'est pas la sienne.*

— *Mais que faire devant la souffrance des autres ?*

— *Aime-toi. Ne fais que ça : t'aimer. T'aimer assez pour t'occuper de toi.*

— *Comment ? C'est impossible.*

— *Écoute ton corps et relâche-le. Accueille ton impuissance. Laisse à l'autre le poids de sa souffrance. Écoute-le sans t'oublier. Dis-toi bien que sa souffrance est à SA portée et qu'il a toutes les ressources pour la traverser.*

— *Mais je ne peux pas l'abandonner.*

— *C'est toi que tu abandonnes. C'est toi que tu négliges. Apprends à écouter avec empathie sans te laisser envahir par la douleur de l'autre. Laisse-la-lui. Accepte tes limites et laisse sa partie divine porter la part qui excède ses capacités. Confie sa souffrance à l'énergie divine et à l'énergie universelle.*

— ...

— ...

— *Je suis profondément rejointe par ce que tu dis. Tu as raison. Je m'arroge des pouvoirs qui ne m'appartiennent pas. Oui, je comprends, mais j'ai besoin de temps pour intégrer dans ma vie ce que tu viens de me dire. Une chose est sûre, c'est que je me sens tellement mieux, tellement plus libre et tellement plus légère en ce moment. Ma préoccupation par rapport à mon petit-fils est disparue. Je pense à lui très fort, mais d'une toute autre manière. Au lieu de le voir faible, petit et démuni, je le vois fort et assez solide pour passer à travers son épreuve.*

Cette expérience de symbolisation des sensations a eu sur moi un triple effet de libération. Elle a d'abord retiré la tension de mes épaules et m'a dégagée de ma préoccupation présente par rapport à mon petit-fils. Elle a libéré en douceur des émotions refoulées dans le passé et m'en a livré le sens.

La méthode utilisée ne s'applique pas seulement à la douleur physique, mais aussi à la douleur psychique déclenchée par une épreuve, même si cette épreuve ne touche pas directement le corps. À cause de l'indissociabilité du corps et de l'émotion, comme je l'ai expliqué précédemment, nous obtenons le même résultat en laissant émerger l'image de l'une comme de l'autre. Nous pouvons ainsi entrer dans l'émotion ressentie comme l'insécurité, l'impuissance, la peur, la tristesse, la culpabilité et procéder comme je l'ai fait avec le malaise physique, à condition de pouvoir l'accueillir et l'identifier. Il est possible aussi d'aborder les images dominantes de nos rêves par le même moyen, c'est-à-dire, après la relaxation, en nous centrant sur le symbole choisi et en nous laissant guider par lui. La démarche peut toujours se terminer par l'écriture ou encore par le dessin spontané.

Nous devons répéter ce processus régulièrement et utiliser aussi plusieurs autres moyens, comme je l'ai fait. Ce processus nous amènera de plus en plus loin dans l'exploration du refoulé de la caverne, chaque image étant un maillon d'une chaîne qui conduit au suivant. Ainsi, le corps se libérera progressivement de la charge de souffrance psychique qu'il porte dans ses cellules et l'inconscient révélera petit à petit son mystère.

Ce parcours, au moyen de la méthode de symbolisation de la souffrance enregistrée dans le corps, m'a permis d'explorer une partie des contenus de ma caverne. Certains renfermaient des souffrances refoulées depuis ma plus tendre enfance, des souffrances de prise en charge, d'humiliation, de honte et de rejet telles, qu'elles pourraient faire l'objet, à elles seules, d'un ouvrage complet. Je me limiterai ici à la révélation du sens fourni par les symboles en ce qui concerne le rapport à la privation de nourriture dont j'ai parlé dans le premier chapitre. Grâce à ces symboles, j'ai pu faire des liens qui ont progressivement adouci certaines de mes souffrances. J'ai pu comprendre que cette privation était, en fait, une forme d'autopunition et, conséquemment, d'autodestruction, déplacée sur le corps, pour masquer la honte de moi dont j'ai déjà parlé. Derrière cette honte bouillait un noyau de souffrances refoulées qui contaminaient l'amour de moi.

Cette compréhension m'a permis d'aborder autrement mon rapport à l'alimentation. Je ne conçois plus mes limites alimentaires comme des privations. Elles résultent d'un choix conscient qui me donne un pouvoir important sur la manière de traiter la maladie. Je ne me sens donc plus emprisonnée par ces limites. Elles sont au contraire représentatives d'une grande liberté. Cette prise de conscience a été le point de départ d'une démarche que je poursuis toujours, d'une démarche qui couvre en grande partie le contenu du présent ouvrage. En effet, cette nouvelle perception de la réalité est un des bienfaits que j'ai retirés de l'exploration de ma caverne de souffrance. Cela dit, il faut savoir que le franchissement des labyrinthes de cette caverne demande du temps et m'a fait traverser des périodes de doute au point que, parfois, j'ai cru que je n'arriverais jamais à me libérer de cette Ombre qui a joué un rôle indéniable dans l'apparition des symptômes de la maladie. Cependant l'expérience de travail de libération d'Alice Miller m'a donné l'espoir que tout était possible et qu'un jour je toucherais le fond de la caverne, que je serais moi aussi complètement libérée de mes dernières couches de souffrance refoulée concernant l'humiliation ainsi que le manque d'amour de moi. Dans *Notre corps ne ment jamais*, Alice Miller écrit : « Quand je dis que, grâce au déchiffrement de mon histoire, j'ai réussi à gagner cette liberté (de se délivrer de la morale du Quatrième Commandement)... il m'a fallu quarante ans pour y arriver. »

C'est ce cheminement vers ma propre libération qui m'a fait découvrir l'importance sacrée du corps comme moyen pour atteindre la guérison. Cette découverte s'est avérée tellement cruciale que je vais vous raconter comment elle s'est produite.

Pendant toutes les années qui ont précédé l'apparition des premiers symptômes du lupus, j'étais menée par une énergie « yang », une énergie inépuisable de création et de réalisation qui m'a fait accomplir des choses extraordinaires. Malgré un fond de tourmente et de mystère qui ressemblait à celui des marécages, je me sentais forte, solide et particulièrement dynamique grâce, entre autres, aux forces d'énergie prioritairement « masculine » que m'avaient transmises mes principaux éducateurs. À cette époque, le travail sur moi portait surtout sur la canalisation de cette énergie « yang », énergie tellement effervescente en moi qu'il me fallait la mettre en action. Je savais que je devais suivre cette poussée intérieure et je sentais qu'elle me menait sur les bons chemins parce que toutes les portes auxquelles je frappais s'ouvraient sans que j'aie à forcer pour les déverrouiller.

J'ai pu ainsi, avec une relative facilité, terminer mon baccalauréat et poursuivre mes études de maîtrise à temps partiel à l'Université de Montréal, vendre la maison où j'habitais pour partir en France avec mon mari et mes quatre enfants afin de compléter mon doctorat et, au retour, ouvrir le Centre de Relation d'Aide de Montréal, créer l'Approche non directive créatrice^MD et écrire de nombreux livres sur le thème de la relation. Ces réalisations faisaient partie de mon cheminement de vie de l'époque. Je les ai accomplies en toute simplicité. Elles étaient l'aboutissement naturel d'un appel et ne m'ont attiré que du bien. Pour cette raison, je suis certaine qu'elles ne sont absolument pour rien dans l'apparition du lupus. D'ailleurs, s'il est aujourd'hui une chose dont je suis fière et satisfaite, c'est d'avoir été fidèle à mon ressenti et de ne jamais m'être trahie sur le chemin d'une mission qui permet encore à des milliers de personnes de trouver leur propre libération et leur propre voie.

En fait, ce qui a provoqué le développement de la maladie, c'est d'abord le manque de respect des limites de mon corps, ma tendance à prioriser le FAIRE au détriment de l'ÊTRE et, surtout, une suite d'événements très éprouvants qui ont précédé l'apparition de la maladie et qui ont fait remonter en moi les souffrances refoulées du passé non encore libérées. C'est alors que s'est imposée avec intensité ce que j'appelle une énergie « yin » qui a vite fait d'occuper presque toute la place et que j'avais besoin d'explorer pour trouver l'équilibre qui me manquait. Cette énergie condensée de sensibilité contenue et de fragilité psychique était évidemment déjà là, tapie au fond de ma caverne, prête à être relâchée comme une lionne enfermée qui veut sortir de sa cage. Est-ce elle qui a fait naître la maladie ou la maladie qui l'a fait surgir ? Quoi qu'il en soit, comme elle était considérable, elle a envahi mon espace psychique si bien que je pouvais difficilement la maîtriser. Elle a neutralisé complètement ma force créatrice et ma force de réalisation. Elle s'est appropriée toute mon énergie vitale. Pour un temps qui m'a paru trop long, elle a contrôlé ma vie. Implacable, elle a entrepris une œuvre de destruction d'un Moi déjà largement fragilisé. En plus de s'en prendre à mon corps, elle a poursuivi sa démarche d'anéantissement en me tirant vers le bas et dans une angoisse de mort.

Pourtant, je ne suis pas morte psychiquement parce que cette énergie de destruction apparente était en réalité mon premier signe de guérison. Il fallait que j'aille en direction du fond de ma caverne pour retrouver l'équilibre de mes énergies féminine et masculine, et renaître à la vie. La preuve en est que, au cours de ma descente au cœur de la souffrance refoulée, quelque chose en moi restait toujours vivant. Une flamme d'espoir luisait, que ni mes éducateurs, ni la morale chrétienne, ni la souffrance n'avaient réussi à éteindre. Mais comment l'animer pour qu'elle prenne le dessus sur l'auto-destruction représentée par le lupus ? Comment faire rejaillir l'amour de moi du fond de mes entrailles estropiées ? Comment faire renaître la force de mon corps ravagé ? Comment retrouver ma force de vie ? Comment renaître de la peur ? Comment émerger de l'obscurité ?

C'est précisément au moment où, désespérée, je me trouvais au plus profond de mes ténèbres que m'est apparue une étincelle de lumière. N'était-ce pas justement ce corps blessé qui détenait les réponses à toutes mes questions ? N'était-il pas le seul qui avait gardé dans ses cellules le souvenir de mes expériences d'enfant ? N'était-il pas l'unique porteur de vérité ?

Il m'est apparu soudainement et très clairement que lui seul pouvait me délivrer de ce refoulé qui me volait tout à coup une partie importante de l'amour de moi et qui contaminait ma joie de vivre. Cela est aussi devenu clair pour moi que j'avais besoin, notamment, d'une approche qui passait par le corps et le symbole pour guérir de ce passé.[8]

« Notre corps ne ment jamais », nous dit Alice Miller. Il sait. Quand nous le trahissons, quand nous ne l'écoutons plus, nous perdons le chemin qu'il nous indique pour aller vers la lumière, nous nous enfonçons sans boussole dans le labyrinthe de l'obscurité de l'inconscient, nous perdons notre route vers la vie. Quand nous le trahissons, nous donnons la victoire à la maladie et à la mort de l'âme. Il est la voie, le porteur de la lanterne divine. Suivons-le. Faisons-lui confiance. Il est le messager de notre délivrance. Aussi hypothéqué qu'il soit, il est toujours là, présent, disponible, prêt à livrer sa vérité, prêt à offrir sa sagesse, prêt à se libérer de ses mémoires qui l'alourdissent, l'écrasent et le rendent malade.

Cependant il ne parlera que si le mental se tait. Il ne parlera que si nous accueillons son langage poétique, imagé, symbolique, énergétique. Il ne parlera que si nous nous arrêtons, que si nous l'écoutons. Il ne parlera que si nous sommes prêts à l'entendre et à le suivre.

Grâce à la maladie, j'ai appris à suivre davantage mon corps au point qu'il est devenu mon meilleur guide dans ma démarche vers la santé physique, émotionnelle et spirituelle. Le plus merveilleux résultat obtenu jusqu'à maintenant est d'avoir le sentiment profond que les révélations progressives des contenus de ma caverne de souffrance ont été pour moi, grâce à la thérapie, à l'écriture

8 L'utilisation des images et des symboles a toujours été très importante dans la formation des thérapeutes non directifs créateurs qui apprennent à les utiliser au moyen de deux méthodes que j'ai créées à cet effet en 1987. C'est leur lien étroit avec le corps qui s'ajoute ici.

et au langage symbolique de mon corps, des moyens privilégiés d'évolution vers ma guérison intérieure. J'ai fait en plus une découverte extraordinaire : plus je plonge dans les souffrances du refoulé de ma caverne, plus je me rapproche du divin en moi. Je ressors de chacune de ces expériences avec un sentiment de paix, de sérénité et d'amour de plus en plus profond et intense ce qui me remplit de gratitude envers la Vie.

Je souhaite que ce que j'ai retiré de ces plongées dans les ténèbres de mon inconscient et que je partage avec vous en toute simplicité par le biais de l'écriture de ce livre, puisse éclairer votre propre zone d'Ombre et puisse vous conduire, à votre rythme, dans un cadre bien protégé, vers l'ouverture libératrice de votre propre caverne de souffrance et ce, quel qu'en soit le contenu.

Cette démarche est nécessaire dans le cheminement de vie des personnes touchées par la souffrance chronique parce que, comme l'écrit si bien Nicolas Bornemisza : « On ne peut se libérer des douleurs refoulées qui minent nos vies et empêchent notre bien-être sans laisser émerger les traumatismes enterrés. » Je crois que l'une des conséquences désagréables d'une caverne de souffrance non explorée dans le cas de problèmes d'ordre physique, psychologique ou spirituel est le développement d'une attitude égocentrique qui fait de notre Moi le centre du monde ou, au contraire, l'adoption d'une attitude hyperaltruiste qui fait de « l'autre » le centre de nos vies. Ces deux attitudes, qui font l'objet du prochain chapitre, sont néfastes parce qu'elles tiennent de l'exagération et d'un déséquilibre qui rendent impossible toute forme de guérison.

Chapitre 8

Le nombrilisme et l'altruisme à outrance

D'une façon générale, la souffrance chronique amplifie les fonctionnements psychiques habituels des personnes affectées, surtout si elles sont inconscientes de ces fonctionnements. Celles qui sont naturellement centrées sur elles-mêmes le seront davantage et celles qui sont naturellement centrées sur les autres le deviendront encore plus, du moins pendant la période qui couvre l'épreuve. Cela est causé par le fait que le mal physique ou psychique que ressentent ces personnes requiert souvent une grande partie de leur énergie vitale et aussi parce que ce mal déclenche de nombreuses émotions en plus de faire ressurgir celles qui sont refoulées dans la caverne de souffrance. Les personnes souffrantes ressentent alors fréquemment une grande insécurité, une impuissance parfois insupportable et un nombre incalculable de peurs dont la peur de souffrir, la peur que le mal empire, la peur de ne pas guérir, la peur d'être abandonnées, la peur de perdre leur autonomie, la peur de mourir ou la peur de vivre diminuées et malheureuses. Ces émotions, et beaucoup d'autres encore, ajoutent énormément de souffrance à celles qui sont déjà causées par la maladie. Si elles ne sont pas identifiées, exprimées et entendues, les personnes éprouvées s'en défendront inconsciemment de différentes manières, mais spécialement par des comportements égocentriques ou hyperaltruistes, surtout si, habituellement l'un ou l'autre de ces fonctionnements les caractérise.

Le nombrilisme

Lorsqu'une maladie physique ou psychique touche une personne de nature égocentrique, cette personne mettra son épreuve au cœur de toutes ses pensées, de ses choix, de ses décisions, de ses actions, de ses réactions, de ses relations et de ses conversations. Elle peut même attendre des autres qu'ils centrent aussi toute leur attention sur son problème et peut aller, inconsciemment, jusqu'à les manipuler ou à les culpabiliser si elle n'obtient pas la sollicitude souhaitée, surtout si elle est entourée de personnes qui ne sont pas à l'écoute de leurs limites.

Cela dit, il faut reconnaître que ces comportements, causés par la souffrance et le bagage psychique, sont loin d'être condamnables et loin d'être anormaux. Nous devons admettre que la personne qui souffre a vraiment besoin de support, d'affection, de compréhension et d'écoute de la part de son entourage. Cependant, elle a avantage à s'occuper de ses besoins autrement qu'en versant dans le nombrilisme, sans quoi elle aura à composer avec des conséquences qui décupleront ses tourments.

L'une des premières conséquences est que, en se centrant trop sur elle-même, cette personne nourrit son problème, ce qui, à la longue, la conduit vers le découragement et le désespoir. De plus, elle peut cultiver ainsi une attitude de victime qui se plaint tout le temps de ses *bobos*, ce qui risque de la rendre dépendante des autres au point que ceux-ci s'éloigneront progressivement d'elle et qu'elle se retrouvera seule avec le sentiment d'être incomprise et abandonnée. Finalement, à force de centrer sa vie sur sa maladie physique ou psychique, elle en vient à s'identifier à celle-ci. De cette manière, elle ne se définit plus comme une personne, mais comme une maladie. Elle devient un cancer ou elle est une dépression. L'épreuve devient sa raison d'être ou d'exister. Elle s'en sert pour se donner de l'importance, pour justifier ses limites et ses refus, et pour combler ses besoins. Il lui est alors impossible de guérir de sa maladie parce qu'elle est liée à son existence même. D'ailleurs, si on demande à cette personne : « Qui es-tu sans ta maladie ? », elle ne sait généralement pas quoi répondre tellement cette question l'interpelle directement.

À une certaine époque, quand je n'avais aucun problème de santé, j'éprouvais beaucoup de difficulté avec ces personnes dont le fonctionnement différait du mien. Je me souviens du cas d'une amie d'au moins dix ans mon aînée qui était aux prises avec la sclérose en plaques. Même si j'étais loin d'être indifférente à son état qui se détériorait de mois en mois, je restais très agacée par son pessimisme et surtout par la position de victime du destin et des autres dans laquelle elle se plaçait continuellement. Elle rendait ses parents responsables de son état et en voulait à tous ceux qui jouissaient d'une bonne santé. Elle consacrait tous les moments de sa vie à s'occuper de sa maladie et ne s'intéressait à rien d'autre ni à personne d'autre qu'à elle-même. Elle se plaignait d'être incomprise et d'être de plus en plus délaissée par son entourage. Il m'était moi-même de plus en plus pénible de la visiter. J'en ressortais toujours complètement vidée d'énergie.

Un jour, alors qu'elle pleurait de désespoir parce qu'elle souffrait de sa situation et que son entourage l'abandonnait, je lui ai demandé si elle savait pourquoi ses amis s'éloignaient d'elle.

> — *Parce que ce ne sont pas de vrais amis, me répondit-elle. Ils ne m'acceptent pas telle que je suis. Ils ne s'intéressent pas à moi. Si j'étais en santé, ils ne m'abandonneraient pas.*

J'ai vu qu'elle reportait sur les autres la cause de sa souffrance d'abandon et qu'elle ne se remettait pas en question. J'ai alors décidé de lui dire ce que je vivais et ce que je pensais.

> — *Écoute, je ne crois pas que ta famille et tes amis te délaissent pour tes problèmes de santé. Bien au contraire, s'ils sont comme moi, ils ne sont pas indifférents à ce qui t'arrive. Mais j'avoue que moi aussi j'ai de moins en moins envie de venir te voir.*
>
> — *Pourquoi ? me demanda-t-elle estomaquée.*

Je n'ai pas trouvé facile de lui dire que je ne l'avais jamais vue s'intéresser aux autres et qu'en sa présence j'avais le sentiment de ne pas exister.

Même si je lui ai parlé avec douceur, j'étais consciente, avant même de lui faire part de mes observations, que cette vérité ne serait pas facile à entendre pour elle. J'avais peur de sa réaction. Quand j'ai eu terminé, un long silence a suivi. Elle avait la tête baissée sur sa poitrine comme quelqu'un qui est penché vers l'intérieur. J'ai attendu sans dire un mot. Puis elle a soudainement levé la tête, m'a regardée dans les yeux et m'a dit :

— *Ce que tu dis est vrai, mais si tu étais à ma place, tu ne serais pas mieux que moi.*

J'ai pensé, à ce moment-là, qu'elle avait sûrement raison. Par la suite, j'ai noté qu'elle s'efforçait de sortir de son « centre », mais pour elle, cette attitude n'était évidemment pas naturelle. À plusieurs reprises, j'ai manqué d'empathie à son égard. J'aurais voulu qu'elle change. Je sais maintenant que même si elle voulait changer, « ça » ne voulait pas, parce que la véritable source de son égocentrisme se trouvait dans sa « caverne de souffrance ». Cette femme, en tant que fille unique, avait toujours été le centre d'attention. Cependant, elle n'avait jamais été considérée pour ce qu'elle était, mais pour ce que ses parents voulaient qu'elle soit. C'est pourquoi elle leur en voulait tant. Son comportement n'était donc pas condamnable. Mais elle ne pouvait s'en libérer sans traverser les couches d'insécurité profonde renfermées dans sa caverne.

Il y a de cela de nombreuses années. J'étais alors loin d'être prête à l'accompagner dans cette démarche autrement que par mon authenticité. Si elle était encore là aujourd'hui, je sais que je pourrais l'aider. Le fait d'avoir vécu l'expérience de la maladie m'a rendue plus compréhensive ; je sais maintenant que le nombrilisme autant que le fonctionnement hyperaltruiste prend sa source dans une caverne dont la révélation des mystères peut nous libérer.

L'altruisme à outrance

La personne hyperaltruiste, d'autre part, est tellement centrée sur les autres qu'elle s'oublie constamment pour satisfaire leurs besoins au détriment des siens et de ses limites. Chez elle, la maladie n'est pas un moyen d'attirer l'attention, mais plutôt une fuite des exigences qu'elle s'impose par rapport aux autres parce que son corps ne peut plus les endosser. Ce fonctionnement, tout comme le précédent, découle d'un manque d'amour de soi parce qu'il se caractérise par une négation de l'être même. Il résulte encore une fois du triomphe de la morale qui valorise le don de soi et châtie l'égoïsme.

Pour cette personne, la maladie est souvent le seul moyen qui lui permette de se donner le droit d'avoir des limites et des besoins sans se sentir envahie par la culpabilité et le sentiment de devenir une personne trop exigeante. Son attitude devant l'épreuve est bien différente de celle de la personne qui est centrée sur elle-même. Par peur d'inquiéter, de déranger ou d'être un poids pour les autres, elle en parle le moins possible. Elle préfère parler d'autres choses ou encore se nourrir par l'écoute de ce que les autres ont à lui partager. Et quand elle souffre trop, elle s'isole avec sa souffrance. Elle fuit comme un animal blessé et tente le plus possible de se débrouiller toute seule. Quand vous n'avez pas de nouvelles d'elle, ce n'est généralement pas qu'elle vous abandonne ou qu'elle vous oublie, mais plutôt qu'elle n'est pas bien. Avec elle, nous sommes aussi mal à l'aise qu'avec la personne centrée sur elle-même, mais pour des raisons différentes. Comme cette dernière requiert toute notre attention, elle ne nous laisse aucune place. Aussi, quand nous sommes en sa présence, nous avons avantage à poser nos limites si nous ne voulons pas nous laisser envahir.

La personne altruiste, par contre, nous laisse toute la place. Nous ne savons jamais comment agir avec elle étant donné qu'elle ne demande rien et qu'elle n'exprime pas ses besoins. Nous sommes déchirés entre notre envie de la respecter et notre désir de lui offrir notre support et notre aide. Pour guérir, cette personne doit nécessairement développer l'amour d'elle-même, apprendre à reconnaître ses besoins et ses limites, et apprendre surtout à les exprimer sans se sentir dérangeante, mauvaise ou coupable, sans quoi elle restera prisonnière de sa maladie. Cela suppose qu'elle cesse de prendre la responsabilité des choix des autres, comme le démontre si bien Yves-Alexandre Thalmann dans *Au diable la culpabilité* ! En effet, cette personne doit laisser aux autres la liberté de leur « oui » et de leur « non », et cesser de s'approprier le pouvoir de décider ce qui peut les déranger ou ne pas les déranger. Ce comportement cache une sorte de contrôle inconscient dont la personne altruiste à outrance gagnerait à prendre conscience.

Comme je suis moi-même aux prises avec un fonctionnement prioritairement altruiste, cette prise de conscience a été très révélatrice pour moi bien qu'elle ne m'ait pas surprise. En effet, je connaissais trop bien mon rapport au contrôle comme mécanisme de défense privilégié pour calmer mes insécurités et mon impuissance. Je devais donc me consacrer à l'écoute de mon vécu, de mes besoins et de mes limites. Ayant appris à survaloriser l'abnégation et à condamner sans discernement le narcissisme et l'égoïsme, je me sentais coupable quand je priorisais mes besoins dans ma relation avec les autres. L'exemple suivant en fournit une preuve saisissante.

Au cours des dernières années qui ont précédé le diagnostic de la maladie, je savais que mon corps ne me suivait plus, mais je ne voulais pas l'entendre. La simple idée de m'arrêter me plongeait dans une trop grande culpabilité. J'étais tellement sensible à l'insécurité de mon mari qui me disait que sans moi, tout ce que nous avions créé allait s'écrouler, que j'ai négligé mes douleurs. De plus, j'entrevoyais difficilement la possibilité de laisser à ma fille, qui était mon assistante, toute la charge que représentait la direction du Centre de Relation d'Aide de Montréal avec quarante-cinq employés et trois cent cinquante étudiants. Elle n'avait que trente ans, était déjà mère de quatre enfants et devait assumer presque seule la responsabilité de sa famille, son conjoint étant dans l'attente d'une greffe du cœur à la suite de l'évolution d'une grave maladie congénitale. Finalement, je me sentais mal à l'aise vis-à-vis de certains formateurs de l'école qui me disaient souvent que ma présence leur manquait quand je partais en Europe quelques semaines pour faire des conférences ou offrir des formations.

Il m'a fallu un diagnostic sévère pour me donner la permission de partir. Quand je l'ai fait, j'étais tellement épuisée et souffrante que j'étais prête à en accepter toutes les conséquences. J'ai remis le CRAM^{MD}, la formation et l'ANDC^{MD} dans les bras de l'Univers et je lui ai dit ceci : « Je te rends tout ce que j'ai créé. Si tu crois que ce travail peut encore servir l'humanité, fais en sorte qu'il puisse se poursuivre. Si, au contraire, il n'est plus utile et que la mission du CRAM^{MD} est terminée, je souhaite que tous ceux qui y travaillent trouvent facilement leur nouvelle voie. » Ce jour-là, je me suis complètement détachée des activités de l'école que j'avais créée. J'étais sincèrement prête à accepter ce qu'il en adviendrait parce que j'étais viscéralement convaincue que n'arriverait que ce qu'il y aurait de mieux. C'était en octobre 1999. J'ai fait entièrement confiance à la Vie et à ma fille Marie, qui a pris la relève avec le même souci de compétence et de professionnalisme que le mien et qui a fait en sorte, avec l'appui et l'étroite collaboration de son frère Guillaume, responsable de la gestion et de l'administration, et avec la participation engagée des formateurs, que le Centre de Relation d'Aide de Montréal poursuive ses activités avec autant de succès et d'ampleur qu'auparavant. La créativité dont ils font preuve et les changements qu'ils y apportent régulièrement font de cette école un lieu de renouvellement où, dans une atmosphère harmonieuse, chaleureuse et respectueuse, sont favorisés la formation et le travail sur soi.

Même si cette expérience m'a fait réaliser à quel point je peux me faire du mal quand je me préoccupe des autres au point de m'oublier complètement moi-même, elle n'a pas changé automatiquement ce fonctionnement autodestructeur. Cependant, elle m'a fait voir clairement qu'il était fondamental que je continue le long travail entrepris pour développer l'amour de moi et que je chemine vers un plus grand respect de mes limites, même si la culpabilité m'attend encore au détour des chemins. Le moyen le plus efficace que j'ai trouvé pour y arriver est, en plus de rester constamment à l'écoute de mon corps et de mon « ressenti », de composer avec les réalités qu'impose la maladie.

En effet, quand nous sommes touchés par la souffrance chronique, que nous soyons altruistes ou égocentriques, nous ne pouvons échapper à certaines réalités. Nous avons tous besoin d'être écoutés et nous vivons tous un jour ou l'autre des sentiments de solitude et d'incompréhension susceptibles de nous rendre malheureux si nous négligeons nos besoins ou si nous cultivons trop d'attentes par rapport à notre entourage. C'est pourquoi la plupart des personnes souffrantes sont tiraillées entre le besoin et la peur de dire, ce qui les amène à hésiter constamment entre la parole et le silence, et à se demander : Faut-il que je parle de mes souffrances pour m'en libérer ?

Chapitre 9

Faut-il parler de nos souffrances ?

L'expérience de la souffrance chronique dépasse tous les mots si bien qu'il est impossible de la traduire adéquatement par la parole. Cependant, malgré son étroitesse pour épouser le vécu, le langage revêt une importance capitale pour la personne éprouvée. Même s'il restreint l'expérience, il permet une relation avec les autres essentielle au processus de guérison. Grâce à lui, elle peut s'exprimer, témoigner de son vécu et rejoindre ainsi ceux qui souffrent. À ce sujet, Lytta Basset écrit dans *Guérir du malheur* que « accepter de dire l'expérience du mal, laisser notre pensée traduire dans son propre registre ce qu'elle peut en entendre, c'est renoncer à ce que tout soit dit ; c'est privilégier la communication avec autrui aux dépens de la fidélité totale à cette expérience du mal que nous devons trahir tôt ou tard si nous voulons rester en vie, c'est-à-dire en relation avec les êtres parlants. »

Cela dit, j'ai appris qu'il y a des nuances à apporter dans ce rapport à la parole quand nous sommes malades ou que nous traversons une épreuve. Souvent je me rendais compte de mon insatisfaction quand je parlais à mes proches de ma souffrance. J'en parlais le moins possible à mes amis et à la plupart des membres de ma famille. Par contre, avec mon mari et mes enfants, témoins de mes douleurs, je m'exprimais davantage dans l'espoir de me soulager et parce qu'ils s'inquiétaient et se préoccupaient beaucoup de mon état de santé. Je leur partageais donc ce que je ressentais, tant dans mon corps que dans mon cœur. Pourtant, au bout d'un certain temps, j'ai commencé à ressentir des malaises à la suite de ces conversations. J'ai voulu en trouver la cause et, pour ce faire, je me suis demandé quels besoins me poussaient à me dire. Était-ce un besoin d'être écoutée ou d'être comprise ? ou encore, un besoin d'être aimée malgré mes limites physiques ?

Il y avait sûrement un peu de tout cela, mais je sentais qu'il y avait autre chose de beaucoup plus important. Finalement, j'ai vu que le besoin le plus fort était celui d'être réconfortée. Ce besoin s'apparentait à celui de l'enfant qui va voir sa mère quand il a mal pour être rassuré, cajolé, bercé : un besoin inconscient de petite fille qui n'avait jamais été comblé et qui voulait qu'on la dorlote et qu'on lui dise : « Fini bobo. »

Cependant, l'attention sincère et aimante que je recevais auprès de mes proches ne me réconfortait pas et je savais que cela ne dépendait pas d'eux, mais de moi. Non seulement leur soutien et leur écoute ne changeaient rien à ma douleur physique, mais ils ne me satisfaisaient pas. Pourquoi ? Je ne comprenais pas. Il n'y a pourtant rien de mal à vouloir être écoutée, aimée, réconfortée, me disais-je. L'expression de la souffrance n'est-elle pas généralement une voie de libération ? L'adulte, tout comme l'enfant, n'a-t-il pas aussi besoin de consolation et d'amour ? Quelque chose m'échappait. C'est en parlant avec ma fille de ce malaise que j'en ai trouvé la cause. L'insatisfaction ressentie venait du fait que, même si je trouvais ce besoin normal rationnellement, j'en avais atrocement honte. Je le jugeais enfantin et, au fond de moi-même, je n'acceptais pas de vouloir encore, à mon âge, être réconfortée. Il en résultait une incapacité de recevoir pleinement tout le soutien qu'on m'offrait avec autant d'authenticité et d'amour. Cette prise de conscience m'a fait beaucoup de bien sans toutefois me libérer totalement de mon malaise. Qu'y avait-il d'autre qui me gênait encore ?

En fait, ce besoin de réconfort, dont la satisfaction peut être d'un grand soulagement, cachait quelque chose qui me rendait triste et encore insatisfaite. Il camouflait un désir inconscient, enfin conscientisé, que mes proches me libèrent définitivement de ma souffrance, un désir que la magie du « Fini bobo » de ma mère s'opère en moi et me guérisse. Autrement dit, malgré toute ma responsabilité vis-à-vis de la maladie, malgré les moyens que je prenais pour la guérir, je nourrissais en moi le souhait inconscient que le monde extérieur, et particulièrement le monde affectif représenté par mon entourage immédiat, m'aiderait non seulement à trouver la solution à ma souffrance, mais qu'il serait cette solution par son écoute, son réconfort et sa tendresse.

Quand j'ai pris conscience de cela, un changement s'est produit dans mes communications. Sans nier mon désir d'écoute et de réconfort, je sentais beaucoup moins le besoin de parler de ma souffrance. Cette nouvelle expérience a été pour moi une sorte de révélation, en ce sens qu'elle m'a permis de me tourner davantage vers mes ressources intérieures.

« Où cours-tu ? Ne sais-tu pas que le ciel est en toi ? » écrit Christiane Singer. Le ciel est à l'intérieur de nous parce que c'est là que se trouve le royaume de la paix et de l'amour. Se tourner vers l'intérieur, c'est retrouver sa puissance, c'est contacter ses ressources.

Cette nouvelle expérience m'a fait mieux comprendre que **les grandes douleurs tant physiques que psychiques, celles qui semblent ne pas vouloir guérir, ont pour but de nous indiquer qu'il faut changer de chemin, qu'il faut faire un virage et revenir vers soi parce que nous ne trouverons pas la force et les ressources de la guérison recherchée ailleurs qu'à l'intérieur de nous-mêmes**.

Cela ne signifie pas qu'il faille nier nos besoins humains et naturels d'être écoutés, aimés, compris et réconfortés par ceux que nous aimons. Il ne s'agit pas de nous couper des bienfaits indéniables de la véritable relation, c'est-à-dire de celle qui est fondée sur l'échange entre deux êtres qui s'impliquent et non de ce type de relation dans laquelle nous utilisons les autres comme des objets pour nous décharger de nos problèmes, ce qui nous laisse complètement vide et provoque un sentiment de solitude et d'incompréhension. Ce dont il s'agit ici, en réalité, c'est de savoir distinguer la communication qui nous alimente et qui nous fait du bien de celle qui nous dépossède de nos ressources parce qu'elle repose sur l'attente qu'une *mère* salvatrice nous soulage de nos douleurs. « Dieu ne dresse pas ses tentes au pays de la lamentation, nous dit Christiane Singer. (...) Il nous veut ailleurs. » Et cet *ailleurs* se trouve, notamment, dans l'échange, le partage qui favorise l'expression du vécu et des besoins sans négliger l'accueil de l'autre et de sa vérité. L'ailleurs est dans cette rencontre d'âme à âme qui adoucit la solitude et relativise le sentiment d'incompréhension.

Expérimenter ce type de communication met du baume au cœur de nos souffrances parce qu'il satisfait nos besoins d'aimer et d'être aimés, d'écouter et d'être écoutés, et ce, même si nous ne sommes pas toujours compris en profondeur. De toute façon, nous ne pouvons demander à tout le monde de comprendre ce que nous vivons. C'est impossible. La vérité, c'est que nous ne comprenons vraiment que ce que nous avons expérimenté au cœur de notre être. Et cela est vrai autant pour nous-mêmes que pour les autres. La raison en est que « comprendre » signifie « saisir directement de l'intérieur ». La compréhension est en fait une sorte de connaissance intuitive immédiate de ce que l'autre ressent sans même qu'il ait à l'exprimer par des mots. Elle est rare, mais nous pouvons généralement la trouver auprès de certaines personnes qui ne sont pas nécessairement nos proches, mais qui sont affectées par le même type de problème que le nôtre.

Pour ma part, je me suis souvent sentie très proche de ceux qui sont touchés par le lupus ou par une autre maladie auto-immune. Une sorte de magie se produit avec la plupart d'entre eux, dès la première rencontre, une compréhension mutuelle qui crée le sentiment d'être unis comme si nous ne faisions qu'un. Cette magie peut aussi se produire lorsque se rencontrent ceux qui, par exemple, ont perdu un enfant ou encore ceux qui ont connu une séparation douloureuse ou même ceux qui vivent des problèmes d'alcoolisme ou de toxicomanie.

Tous, quand nous souffrons de la sorte, avons un jour ou l'autre besoin de cette compréhension dans notre processus de guérison physique ou psychique. C'est notre responsabilité d'aller la chercher là où nous sommes le plus susceptible de la recevoir plutôt que d'attendre qu'elle nous vienne spontanément de l'extérieur ou de la part de tous ceux à qui nous nous livrons avec confiance. Ce que ceux-ci peuvent nous offrir, en général, c'est de l'empathie, ce qui est bien différent de la compréhension parce qu'elle n'est pas une connaissance immédiate de ce que ressent l'autre, mais une capacité à *s'imaginer à sa place*. Elle a pour effet de favoriser l'écoute patiente, attentive et chaleureuse dont ont particulièrement besoin ceux qui ont mal et ceux qui sont mal. Elle adoucit en plus le sentiment de solitude que nous ressentons parfois dans les moments où la souffrance devient plus aiguë ou qu'elle dure trop longtemps sans que nous trouvions des moyens pour la soulager.

Cependant, dans ces moments-là, parler de ce que nous ressentons n'enlève pas complètement ce sentiment de solitude dans lequel nous plonge la douleur chronique. Même si nous sommes supportés, accompagnés, écoutés, il reste toujours une part de solitude que nous portons et que ceux qui nous aiment ne peuvent combler malgré l'intensité de leur amour et de leur attention parce que la plupart d'entre eux n'ont pas expérimenté notre épreuve, parce que les mots sont impuissants à rendre toute la réalité du mal que nous endurons et parce que chaque cas est unique et incomparable.

Cette part de solitude, une fois acceptée, a pour effet de nous rapprocher de la Source intérieure, là où nous connaîtrons le support et la force dont nous avons besoin. En effet, cette Source est la seule qui, dans ces circonstances, nous libère de nos sentiments de solitude et d'incompréhension et ranime notre espoir de guérir intérieurement.

C'est là, au cœur de nous-mêmes, dans notre relation avec le divin qui nous habite, que se trouve le meilleur moyen de soulager nos souffrances. Dans la réalité concrète, il existe d'autres moyens susceptibles d'alléger le poids de nos difficultés. Ces moyens, que j'ai découverts au fil de mes années d'expérience de la maladie et de la souffrance, ont rendu ma vie plus douce à certains moments et plus supportable quand je doutais énormément de mes ressources physiques et psychiques tellement il me semblait qu'elles étaient complètement épuisées. Mon désir de vous partager ces moyens vient de l'espoir que certains d'entre eux auront une résonance dans votre propre expérience de la souffrance et qu'ils contribueront à vous apporter un certain soulagement.

Chapitre 10

Comment soulager la souffrance ?

Les pages précédentes vous ont déjà donné des pistes importantes pour adoucir la souffrance. Parmi les plus significatives se trouvaient l'exploration de la caverne de l'inconscient, la présence attentive et respectueuse au corps, l'acceptation de ce qui nous arrive, et la relation entre l'humain et le divin en soi. Il existe bien sûr de nombreux autres moyens d'alléger le poids qui trop souvent nous écrase quand nous souffrons. Toutefois je ne peux aborder ce sujet de façon exhaustive, car ce que j'apporte ici demeure dans les limites d'une expérience bien subjective : la mienne. Aussi, les moyens que j'ajouterai à ceux que j'ai développés précédemment sont ceux qui m'ont personnellement aidée à apaiser mes douleurs quand elles prenaient trop de place dans ma vie. Pour soulager la douleur physique et la douleur psychique, je suggère, entre autres, les moyens suivants :

- transformer ses peurs en tremplins
- vivre le moment présent
- penser à ceux qui souffrent

- reconnaître ses forces et ses ressources
- retrouver sa capacité d'émerveillement
- se trouver une passion
- entretenir ses relations
- composer avec l'impermanence
- trouver un sens à la souffrance

Transformer ses peurs en tremplins

Quand nous sommes affectés par une épreuve importante, nous ressentons une souffrance qui accapare notre attention et capte notre énergie vitale. Il arrive que les douleurs soient tellement fortes qu'elles nous obsèdent, surtout quand nous sommes confrontés à l'impuissance à nous en soulager. Parfois l'obsession persiste même quand la douleur s'apaise parce qu'elle nous laisse avec une peur viscérale de souffrir encore. C'est souvent cette peur d'avoir encore mal qui nous mine le plus au point d'envenimer nos vies et de prolonger nos tourments.

J'ai longtemps été prisonnière de cette peur de souffrir. Celle-ci n'était pas sans fondement, mais elle m'écartelait entre l'expérience du passé et l'appréhension face à l'avenir. Quand elle m'envahissait, elle suscitait des pensées et des actions qui centraient ma vie sur la maladie et réduisaient mes champs d'intérêt presque à elle seule. En accueillant cette peur, j'ai pris conscience qu'elle empoisonnait mon existence dans les moments où la douleur devenait moins pénible.

La peur non écoutée est kidnappeuse de bonheur. Présente dans toutes les épreuves, elle rend parfois plus malheureux que l'épreuve elle-même. Elle prend différentes formes suivant l'affliction concernée. Dans le cas de la perte d'un être cher, c'est la solitude qui effraie. Ceux qui perdent leur emploi ont peur du manque. La peur de l'humiliation habite ceux qui sont frappés par l'échec et la peur de l'abandon obsède ceux qui ont été négligés ou délaissés. Quelle qu'elle soit, la peur fait partie de la réalité des personnes éprouvées. Le fait d'en être conscients et de l'accueillir au lieu de la rationaliser et de la refouler nous permet de ne pas la laisser dominer notre vie à notre insu et nous permet aussi de nous servir de l'énergie qu'elle porte comme tremplin vers le bien-être et la guérison intérieure.

Pour mieux expliquer les bienfaits de cette transformation de la peur en tremplin, je donnerai un exemple que m'a raconté récemment une amie et que je rapporte ici. J'en suis consciente, certains détails ont pu être déformés par l'effet du bouche à oreille. De toute façon, ce qui importe dans cette histoire c'est le fond et non la forme. Il s'agit, m'a-t-elle dit, d'un fait vécu par une dame à qui les médecins avaient posé un diagnostic de cancer du sein et qui, plutôt que de choisir les traitements traditionnels, a décidé de faire, à pied, le trajet entre Toulouse, où elle habitait, et Rome. Elle a organisé son voyage par Internet de la façon suivante : elle a d'abord raconté son histoire et fourni des informations à propos de ses intentions. Elle a ensuite décrit son parcours et, comme elle n'avait pas les moyens de se payer restaurants et hôtels, elle a sollicité un hébergement gratuit, de même que ses repas du matin et du soir, auprès des personnes qui habitaient le long des routes qu'elle voulait emprunter pour se rendre des Pyrénées jusqu'à la capitale italienne.

Elle a obtenu de nombreuses réponses et a pu ainsi vivre une expérience exceptionnelle dont elle est sortie guérie.

En lisant ce fait vécu, nous pouvons nous demander : qu'est-ce qui a favorisé cette guérison ? Tient-elle du miracle ?

Cette dame accomplissait sûrement une démarche spirituelle importante, qui s'explique par le choix de Rome comme lieu de destination de son pèlerinage. Cependant il y a beaucoup plus. En effet, il faut ajouter qu'elle a largement participé à son processus de guérison en élaborant et en mettant en action un projet concret qui lui a permis de ne pas s'enliser dans la peur de souffrir et de mourir, de ne pas rester centrée sur sa maladie et de ne pas s'apitoyer sur son sort. Par ce pèlerinage, elle a transformé ses peurs en tremplins. Elle a vécu ainsi tous les jours une expérience tout à fait nouvelle qui l'a éloignée des déclencheurs habituels de stress physique et psychologique généralement à l'origine de tous les problèmes de santé. Elle s'est placée dans une situation où elle a rencontré quotidiennement des hôtes qui l'ont accueillie avec générosité et attention, ce qui a sûrement comblé ses besoins de relation et de chaleur humaine. Elle a aussi vécu dans des environnements différents qui ont stimulé son énergie et sûrement répondu à ses besoins culturels. À tous ces avantages se sont ajoutés les bienfaits d'un exercice physique soutenu, en l'occurrence la marche. Cette gymnastique ambulatoire a contribué à assouplir et à fortifier son corps, à le libérer de ses toxines, à favoriser la circulation de la lymphe et du sang, et à lui assurer un sommeil réparateur. Somme toute, elle a répondu, par cette expérience, aux besoins du corps, du cœur, de la tête et de l'âme. Elle a choisi une action à effet global qui lui a permis de focaliser son attention ailleurs que sur son cancer et les peurs qu'il pouvait susciter.

Cette histoire m'a profondément rejointe. Elle a influencé mon approche de la maladie en ce sens qu'après l'avoir entendue, je me suis beaucoup moins laissé accaparer par mes peurs et mes problèmes de santé. Au lieu de me demander comment éviter de souffrir, je me suis demandé quoi faire pour me sentir mieux. Depuis, quand je me rends compte que le lupus et ses symptômes monopolisent mon esprit et déclenchent en moi de l'insécurité et de la peur, je prends le temps d'accueillir ces émotions et je les écoute. J'utilise les moyens dont j'ai parlé dans ce livre pour m'en libérer et élargir ensuite mon espace d'attention de façon à y inclure d'autres composantes de ma réalité que celle de la maladie. L'un des moyens qui m'a le plus aidée à me décentrer des douleurs crampon du lupus a été d'apprendre à vivre le moment présent.

Vivre le moment présent

Si vous n'avez pas encore lu le livre d'Eckhart Tolle, *Le pouvoir du moment présent*, je vous encourage fortement à vous le procurer dès maintenant et à en faire un livre de chevet. Pour ma part, je l'ai lu et relu en français, en anglais, en espagnol pour intégrer au maximum son merveilleux contenu à ma vie quotidienne. Moi qui ai passé ma vie à ressasser le passé et surtout à penser, à organiser et à élaborer des plans pour le futur, j'étais loin de profiter des bienfaits du moment présent. Souvent habitée par l'inquiétude, l'insécurité et la peur, j'essayais de tout prévoir et de tout contrôler pour que mes lendemains me soient favorables. Je me préparais sans cesse pour gagner mon bonheur futur sans profiter de tout ce qui se trouvait à ma portée, ici et maintenant, pour y arriver.

N'est-ce pas d'ailleurs ce que la plupart d'entre nous faisons toute notre vie : préparer l'avenir sans jouir de l'instant présent ? Nous occupons nos « aujourd'hui » à chercher des moyens pour vivre mieux « demain » et notre degré de satisfaction n'est pas plus élevé pour autant parce que notre attention est centrée exclusivement sur l'objectif au détriment du parcours. Nous chérissons nos buts sans vivre nos processus, sans nous délecter de cette suite infinie de moments présents sans lesquels aucun but n'est atteignable. Ce n'est pas le rêve qui est remis en question ici. Il est un stimulant essentiel à la vie, un appel extraordinaire au dépassement et à la réalisation. Je dénonce plutôt cette course effrénée que nous effectuons jour après jour sans prendre le temps de vivre parce que nous voulons échapper à la partie désagréable du présent. Nous avançons dans la vie avec la fausse illusion de nous créer un futur sans problème et sans souffrance. Cela s'avère absolument impossible à moins que nous soyons complètement coupés de nos sensations et de nos émotions, ce qui aurait pour conséquence de nous transformer en êtres hyperrationnels, froids, insensibles et sans flamme intérieure parce que désincarnés.

Nous n'échapperons pas à la douleur en la fuyant ni en la rationalisant. Elle finit toujours par nous rappeler à elle par la voix du corps, qui crie « au secours » tant que nous n'avons pas entendu la souffrance émotionnelle tapie derrière ses symptômes. À vouloir fuir nos douleurs physiques et nos douleurs psychiques, nous les accentuons parce qu'alors elles s'imposent plus fortement pour être accueillies. Lorsque nous leur faisons face ici et maintenant, elles deviennent moins menaçantes, s'atténuent, pour finalement disparaître. Il y a autant de conséquences négatives à vouloir fuir la souffrance qu'à s'y vautrer. La voie de l'équilibre et de la guérison ne se situe pas dans les extrêmes, mais dans le juste milieu et ce juste milieu s'atteint surtout par notre aptitude à vivre le moment présent. Autrement, nous mourrons sans avoir vécu, sans avoir été vraiment vivants. À nous projeter constamment dans le passé et dans l'avenir sans vivre le présent, nous ne mordons pas dans la vie, nous passons à côté d'elle et de tout ce qu'elle a à nous offrir à chaque instant.

Mordre dans la vie, c'est vivre pleinement la peine et la joie quand elles se présentent ; c'est saisir tout ce qu'elle renferme de beau et de moins beau, de bon et de moins bon, de grand et de médiocre, de facile et d'ardu. Mordre dans la vie, c'est accepter ce qui est en ce moment même et nous en servir pour créer et nous créer plutôt que de nous démener toute notre vie pour atteindre les conditions idéales qui nous rendront enfin heureux.

Ce n'est pas en niant la douleur, encore moins en la fuyant dans une approche positive à tout prix que nous pouvons profiter de la vie, mais en embrassant « toute » la réalité du présent telle qu'elle est et non seulement une partie de cette réalité. Pour bien me faire comprendre, je vais décrire ce qui se passe pour moi ici et maintenant.

Pendant que je poursuis la rédaction de ce dernier chapitre, je suis en contact avec le manque d'énergie que je ressens depuis quelques jours. Cette baisse d'énergie me préoccupe et je me rends compte à quel point ce serait facile de passer par-dessus le malaise pour en chercher la cause et pour trouver des solutions. La recherche de causes et de solutions, bien que très souvent inutile, n'est pas mauvaise en soi à condition qu'elle ne soit pas un mécanisme de défense qui nous permette d'échapper à la réalité présente comme je le fais trop souvent inconsciemment. Toutefois, en ce moment, au lieu de fuir mon insécurité en fouillant dans le passé pour trouver ce qui a affecté ma vitalité présente, je décide de rester dans le présent et d'accepter ce qui est sans le rationaliser ni le combattre. Je choisis d'écouter mon corps et mon émotion, et de m'abandonner complètement à l'ici et maintenant. Cette acceptation et cette écoute m'apaisent. Et voilà qu'une solution se pointe sans que je l'aie cherchée, une solution qui ne résulte d'aucun effort de volonté, une solution que je sens juste, qui ne vient pas de ma raison, mais du cœur de mon corps et de mon être qui me disent tout simplement : « Lâche prise et repose-toi ! »

Ce message, qui surgit spontanément sans l'intervention de ma pensée rationnelle, me fait du bien. Je me sens plus calme et mon corps se détend, ce qui me permet d'embrasser toute ma réalité et de pouvoir contempler la nature par la fenêtre de la pièce où j'écris, d'observer le ciel bleu sans nuages qui me rappelle que je suis entourée de beauté. Je me laisse bercer par cet *ici et maintenant* tout en continuant à écrire et à décrire cette suite de moments que je vis présentement, ces moments constitués de plusieurs éléments qui se déroulent harmonieusement parce que je les aborde de l'intérieur. Je ressens encore ce manque d'énergie, mais il ne me préoccupe plus autant. Il est un de ces éléments qui composent ma réalité présente. Il ne prend pas toute la place comme c'était le cas quelques minutes auparavant. Il ne s'approprie pas toute mon attention. Je ne le nie pas. Il est là tout comme mon plaisir d'écrire, comme la beauté de la nature qui m'entoure, comme la paix qui m'habite. Il occupe une seule place dans cet instant de ma vie : la sienne. Il ne me dépossède pas de tout le reste.

Voilà ce que signifie pour moi vivre le moment présent. L'épouser entièrement, avec ce qu'il a de meilleur et de pire, est le moyen le plus efficace que je connaisse pour décentrer mon attention de mes malaises et pour soulager ma souffrance, bien qu'il ne soit pas le seul. Ce qui m'aide aussi à ne pas laisser la maladie exercer son monopole sur ma vie, c'est de penser à ceux qui me semblent plus affectés que moi et de prier pour eux.

Penser à ceux qui souffrent

Avoir une pensée pour ceux dont l'épreuve m'apparaît plus lourde à porter que la mienne m'aide à l'accepter davantage, à condition que cette attitude ne serve pas à fuir ma douleur. Quand je pense, par exemple, à cette courageuse amie qui est aux prises avec un myélome, à cette autre qui souffre à la fois du lupus et de l'arthrite rhumatoïde, à cette troisième qui a été abandonnée par son mari pour une autre femme après plus de trente années de mariage, à mes deux beaux-frères qui composent, depuis leur naissance, avec les manifestations, de plus en plus fortes avec l'âge, de l'hémophilie, je me sens presque privilégiée. Je suis aussi très interpellée par la situation du conjoint de ma sœur qui combat courageusement un cancer du péritoine et par ma sœur qui, à la suite d'un accident de ski, a perdu sa liberté d'antan.

Que dire de ceux qui, après un grave accident, perdent l'usage de leurs membres ou de leurs yeux ? J'avoue que, lorsque je marche sur le trottoir et que je rencontre des personnes qui ont du mal à se déplacer à cause de l'arthrose, de l'arthrite ou des séquelles d'un événement pénible, je ne peux pas rester indifférente. Je suis, au contraire, rejointe au plus profond de mon être et remplie de gratitude envers la vie du fait que mon épreuve soit à la mesure de mes forces physiques et de mes forces psychiques.

Bien que la comparaison soit généralement nuisible parce qu'elle nous place trop souvent dans une position d'infériorité ou de supériorité, elle reste utile dans ce cas-ci parce qu'elle relativise la souffrance. En effet, nous ne nous supériorisons pas parce que nous sommes moins affectés qu'un autre par une épreuve, nous sommes, au contraire, habités par la gratitude. Cela a pour effet d'adoucir nos douleurs. En ce qui me concerne, comme je l'ai dit, je suis toujours profondément touchée par la souffrance des autres. Je ressens beaucoup d'empathie pour eux et spontanément ma pensée les accompagne par la voie de la prière.

Le mot *prière* a eu longtemps pour moi une connotation péjorative due à mon expérience et au sens que je lui donnais. Quand j'étais jeune, prier signifiait s'adresser à un Dieu tout puissant, et solliciter sa bienveillance et son aide.

Cependant ma conception de Dieu a changé depuis. Je ne le considère plus comme un roi qui règne sur ses sujets ni comme un créateur qui, d'en haut, dirige ses créatures, encore moins comme une entité extérieure qui décide s'il daignera répondre favorablement ou non à mes demandes. Cette idée que j'avais de Dieu était entretenue par la manière dont j'avais appris à prier qui consistait à répéter inlassablement et mécaniquement des « Notre Père », des « Gloire soit au Père » et des « Je vous salue Marie » dans l'espoir d'obtenir des faveurs ou simplement dans le but d'accomplir mes pratiques de « bonne chrétienne ». Ce type de prière n'avait aucune résonance en moi, car je le pratiquais plus par obligation que poussée par un élan du cœur.

C'est Bernie Siegel qui, par son livre *L'amour, la médecine et les miracles*, m'a réconciliée avec la prière. Grâce à lui, et aux expériences qu'il relate, j'ai trouvé un sens à cette pratique qui me rejoint maintenant profondément. Elle est devenue pour moi un moyen de communication par la pensée et par le cœur. Je suis convaincue qu'elle est porteuse d'une énergie bienfaisante qui rejoint l'âme de ceux à qui elle s'adresse si nous la faisons à partir du cœur. Aussi, quand je prie pour quelqu'un, je lui communique mon amour, ma foi en lui, mes souhaits de bien-être et de guérison. Je m'adresse à la force universelle et à la force intérieure de la personne avec des mots simples et ressentis pour que ces forces la soutiennent et agissent au cœur de son être dans le sens de ce qu'il y a de mieux pour elle aujourd'hui, et dans l'avenir.

Prier est ainsi devenu pour moi une manière de donner de l'amour gratuitement et inconditionnellement. C'est pourquoi, comme le démontre Siegel, la prière peut être un des moyens les plus mystérieux de guérison. Ses bienfaits sont aussi puissants pour celui qui la fait que pour celui à qui elle s'adresse. Elle est, sans aucun doute, pour celui qui prie, une façon de se fixer sur le bonheur de l'autre plutôt que sur sa propre détresse. En ce sens, elle lui est profitable parce qu'elle le décentre de ses malheurs sans pour autant l'éloigner de lui-même, et ce, parce que le seul fait de donner sans espoir de retour fait toujours du bien.

Lorsque c'est possible, nous pouvons compléter nos prières par de tout petits gestes très modestes qui, à la longue, procurent aussi du bonheur. Marguerite Kardos, lors d'un atelier intitulé *Prendre soin de sa santé*, qu'elle a animé à Paris les 9 et 10 décembre 2006 et auquel j'ai participé, nous a raconté qu'elle avait salué tous les jours avec un sourire un marchand de fruits qui a mis un an et demi avant de lui répondre. Qui sait ? Sa persévérance a peut-être ouvert le cœur de cet homme à l'accueil de l'amour ?

Parfois, un simple changement d'attitude peut faire toute la différence dans notre manière d'approcher les autres. C'est d'ailleurs ce que nous dit Michelle Grisby dans un article qu'elle a écrit pour la revue Hippocrate qui s'intitule, *Resolve radical change in* 2006 : « When you walk into a room, don't have an attitude of "Look, here I am." but rather "Look, there you are." Being self-centered will never result in happiness. Even when your own life is full of personal turmoil, choosing to focus on the needs of others is an uplifting and enlivening thing to do. »[9] Pour sa part, Anselm Grün dit : « Celui qui, dans la

[9] Quand vous entrez quelque part, n'ayez pas l'attitude narcissique du « J'arrive, regardez-moi ! » mais plutôt l'attitude altruiste du « Ah, vous êtes là ! ». L'égocentrisme n'a jamais apporté le bonheur. Même quand votre propre vie est remplie de difficultés personnelles, focaliser sur les besoins des autres demeure la plus stimulante et la plus propulsante attitude à adopter.

souffrance, renonce à se fixer sur sa propre détresse et prie pour les autres, voit son destin changer. Il donne un sens à sa souffrance et peut considérer sa vie sous un autre angle ; elle devient alors féconde pour les autres. »

S'il est vrai que le fait de penser aux autres et de prier pour eux donne un sens à la souffrance, il faut éviter de passer à côté de nous-mêmes et de nous oublier complètement pour nous pencher uniquement sur leur bonheur. Cette attitude, plutôt que d'être favorable est, au contraire, néfaste et nous place dans le sens opposé à celui qui mène à la guérison intérieure. C'est toujours dans l'équilibre, je le répète, que se trouve la santé du corps et de l'esprit. Aussi, est-il important de penser aussi à nous dans le sens d'être bons pour nous-mêmes et non dans le but de nous apitoyer sur notre sort. L'une des meilleures façons d'agir pour nous aider est de reconnaître le merveilleux qui nous habite, de reconnaître les forces et les ressources grâce auxquelles nous affrontons nos épreuves avec tant de courage, et ce, en dépit de nos moments de doute et de désespoir.

Reconnaître ses forces et ses ressources

En relisant ce livre depuis le début, je me rends compte à quel point j'ai été marquée par mon éducation religieuse. Elle me suit partout si bien qu'il m'est très difficile de me défaire des croyances qui m'ont fait du tort et qui m'en font encore. L'une de ces croyances concerne la *reconnaissance de soi* et la *reconnaissance pour soi-même*. J'entends par *reconnaissance de soi* cette capacité naturelle à voir, à accueillir, à aimer et à exploiter ses forces, ses talents et ses ressources. Quant à la *reconnaissance pour soi-même*, elle consiste à se féliciter spontanément, à se remercier, à se récompenser régulièrement.

Dans mon éducation, reconnaître ses forces et ses talents était synonyme de vantardise, de prétention et d'orgueil. Comme l'orgueil est un péché capital, il fallait à tout prix s'en dégager. Par contre, il n'était pas interdit de reconnaître les qualités et les succès des autres. C'est donc tout à fait naturel pour moi de voir le beau, le bon et le grand chez ceux qui m'entourent et de le leur exprimer spontanément et avec beaucoup de sincérité. J'ai d'ailleurs souvent reçu des témoignages de personnes qui m'ont dit avoir considérablement développé l'amour d'elles-mêmes et avoir été propulsées dans leur cheminement grâce au regard positif que j'avais porté sur elles.

Mon attitude était tout autre avec moi-même. J'ai appris à reconnaître mes erreurs, mes faiblesses et mes fautes plutôt que mes forces. J'ai appris surtout à les dénoncer, à les confesser, à m'en repentir et surtout à tout faire pour ne plus les commettre. C'est ce qui explique pourquoi je visais constamment la perfection et pourquoi je me sentais une mauvaise personne parce que je ne l'atteignais pas. C'est ce qui explique aussi ma difficulté à développer l'amour de moi.

Mais je me suis longtemps demandée comment je pouvais être un tremplin pour les autres et une glissade pour moi-même. Comment pouvais-je les valoriser si naturellement et me dévaloriser si facilement ? Je n'ai trouvé de réponse satisfaisante à ces questions que dans le rapport à l'introjection, c'est-à-dire à l'intégration profonde et inconsciente de croyances qui ne me convenaient pas, mais dont je ne pouvais me défaire sous peine de perdre l'amour et la reconnaissance de mes éducateurs qui, eux aussi, étaient coincés par la religion. J'ai, en effet, introjecté qu'il était bon et acceptable de valoriser les autres et qu'il était mal et inacceptable de se valoriser soi-même. Cet apprentissage représentait bien plus qu'un SAVOIR. Il était bien greffé dans mon psychisme parce que, de lui, dépendait la satisfaction inconsciente de mes besoins d'amour et de reconnaissance. Je ne pouvais donc m'en débarrasser comme d'une simple notion théorique. Ce rapport à la puissance de l'influence des croyances sur le fonctionnement de la personne humaine a été bien compris par Richard Bandler et John Grinder, les créateurs de la PNL[10], qui ont développé une excellente méthode pour en favoriser la libération. Toutefois quand les racines de la croyance sont profondes au point qu'elles ont provoqué le refoulement dans la caverne de souffrance d'une suite ininterrompue de vécus douloureux, la libération peut demander du temps. La prise de conscience est alors le premier pas sur la route du changement, mais pas le dernier. Il n'est pas évident de se défaire d'une introjection dont les racines ont quarante, cinquante, voire soixante ans de profondeur et de souffrances refoulées. Nous avons beau vouloir, mais « ça » ne veut pas.

Je me rends souvent compte que de nombreuses croyances religieuses semblables à celles dont je parle ici ont été transmises aux générations actuelles même si la pratique de la religion a été abandonnée depuis longtemps par la majorité des Québécois. Beaucoup de

---

10 PNL, Programmation neurolinguistique

jeunes sont très mal à l'aise quand il s'agit de s'exprimer sur leurs qualités et leurs talents. C'est tout le rapport à l'amour de soi qui est contaminé. Et quoi de plus destructeur que ce manque de reconnaissance de soi-même et pour soi-même ! À quoi sert la fausse modestie sinon à façonner des personnes qui perdent leur spontanéité et leur authenticité au profit de personnages qui les emprisonnent trop souvent pour le reste de leur vie et qui sont une des causes importantes des problèmes de santé physique et de santé psychique.

L'authenticité réside dans le rapport à la réalité. En tant qu'êtres humains, nous n'avons pas seulement des faiblesses et des limites, mais aussi et surtout des forces et des ressources. Pour ma part, j'en ai assez d'utiliser le superlatif quand il s'agit de mes faiblesses et l'euphémisme quand il s'agit de mes forces. Ce n'est guère prétentieux de se reconnaître soi-même et de s'autovaloriser, à moins que l'autovalorisation soit un mécanisme défensif utilisé inconsciemment, par besoin de prouver, pour masquer un profond sentiment d'infériorité. L'important, c'est de cultiver une juste vision de nous-mêmes, une vision qui nous permette de reconnaître nos erreurs et aussi nos réussites, nos défauts et aussi nos qualités.

La pratique de l'authentique reconnaissance de nos ressources et de nos forces est fondamentale quand nous sommes malades ou déprimés, parce que l'épreuve déclenche fréquemment de l'impuissance, du découragement et du désespoir. Quand nous souffrons d'une dépression ou d'une maladie grave, nous nous sentons souvent diminués, affaiblis et, conséquemment, inutiles. Cela s'avère très dévalorisant à la longue et peut réduire considérablement l'estime de soi. Il est donc important dans ces moments-là de nous rappeler que, en dépit du sentiment d'affaiblissement que nous ressentons, nous avons aussi des forces et des ressources que nous pouvons solliciter à tout moment. Quand la souffrance me tire vers le bas, le fait de contacter mes ressources me procure beaucoup de bien. Dans ces moments-là, j'essaie de me rappeler que je ne suis pas que découragement, mais que je suis aussi courage, persévérance et détermination. La reconnaissance de mon désir insatiable d'utiliser mon épreuve pour grandir intérieurement a un effet propulsif sur moi, de même que la reconnaissance de cette force de vie, héritage maternel, qui me soutient, et de cette foi en ma partie divine qui finit toujours par vaincre tous mes découragements et tous mes désespoirs. Je suis fière de mon ouverture au changement et de ma capacité à m'adapter facilement à toute nouvelle situation. Je suis surtout très fière de ma grande force à utiliser toutes les expériences difficiles de ma vie pour me créer et pour créer quelque chose qui puisse révéler les autres à eux-mêmes et, conséquemment, les aider à se réaliser.

En chacun de nous résident des ressources exceptionnelles qui, trop souvent, comme des mines d'or encore inconnues, demeurent inexploitées. L'épreuve a cet avantage extraordinaire, quand nous nous accrochons à la vie et que nous assumons notre part de responsabilité, de mettre en lumière nos richesses intérieures. Elle nous incite fortement à les utiliser dans les moments où le désespoir cherche à nous entraîner dans les gouffres de l'enfer de nos impuissances. Alors jaillissent du plus profond de notre être des forces insoupçonnées qui, comme des couleurs d'arc-en-ciel après la pluie, nous font redécouvrir la beauté et la grandeur de la vie en nous et nous redonnent l'espoir perdu. L'aspect le plus merveilleux que nous offrent ces expériences de remontées de l'obscurité vers la lumière réside dans le fait que les ressources qu'elles nous dévoilent resteront à notre disposition chaque fois que nous en aurons besoin pour le reste de nos vies. Ce phénomène prodigieux explique pourquoi certaines personnes qui ont été confrontées à des épreuves dramatiques qui auraient pu les affaiblir, voire les démolir, en sont ressorties, au contraire, avec une force intérieure saisissante qui nous incite à croire en la splendeur de l'être humain.

Nous voyons ainsi que la sollicitation par la souffrance de nos trésors enfouis est d'un secours remarquable quand nous sommes touchés par l'épreuve et que la fausse modestie quant à ces trésors ne sert à rien d'autre qu'à entretenir la non-estime de soi. Alors, ayons de la reconnaissance pour nous-mêmes et valorisons régulièrement notre grandeur pour ce qu'elle est sans nous supérioriser, sans nous comparer à qui que ce soit. Nier notre valeur, c'est se priver de ce dont nous avons besoin pour guérir intérieurement et pour accomplir notre mission de vie. Nier notre valeur, c'est oublier qu'en nous des ressources inexploitées ne demandent qu'à se manifester dans nos vies. L'une de nos plus merveilleuses ressources est cette capacité d'émerveillement que nous avions enfant qui nous faisait apprécier les choses les plus simples et les plus naturelles de la vie et que la plupart d'entre nous avons perdue.

Retrouver sa capacité d'émerveillement

Depuis Freud, nous réduisons trop souvent l'inconscient à une sorte de réservoir du refoulé. Si l'expérience nous démontre que cette instance psychique renferme effectivement des charges négatives nuisibles à la santé physique, psychique et relationnelle quand elles ne sont pas libérées, il n'en reste pas moins que nos expériences de vie n'ont pas toutes été malheureuses. Certaines, plus ou moins nombreuses selon les personnes, ont été agréables, voire particulièrement heureuses et nourrissantes. Trop souvent, nous avons tendance à ne nous remémorer que celles qui nous ont fait souffrir et à nous maintenir ainsi dans une attitude de victime qui nous rend dépressifs ou malades. Ces expériences heureuses ont laissé en nous des marques aussi importantes que celles qui ont été creusées par les événements difficiles de notre vie, spécialement sur le plan relationnel. Ces marques sont, en fait, des affects négatifs et positifs, c'est-à-dire des états affectifs de plus ou moins grande intensité qui sont à l'origine de nos émotions et de nos représentations imaginaires. Ces différents affects cohabitent au cœur de l'inconscient et exercent une influence importante et constante sur nos comportements et sur notre humeur. Si je représente symboliquement les uns par la caverne de souffrance, j'évoque les autres par l'image d'une somptueuse demeure que je nomme le palais de l'émerveillement.

Nous savons, pour l'avoir vu au chapitre précédent, que la caverne renferme nos souffrances refoulées. Le palais de l'émerveillement, pour sa part, est rempli de perles de rires, de joyaux de sourires et de cristaux de joie qui proviennent de nos expériences heureuses du passé, en particulier de nos expériences affectives. Il arrive que des déclencheurs présents les fassent ressurgir et transforment intérieurement notre humeur. Souvent ce sont les sensations déclenchées par une bonne odeur, une douce musique, un son harmonieux, une vision tendre, un frôlement évocateur qui produisent des émotions agréables inattendues. Notre humeur se transforme alors sans que notre conscient puisse comprendre pourquoi. En réalité, cela s'explique par le fait que ces sensations sont rattachées à une expérience affective heureuse du passé récent ou lointain. Pour être plus concrète, j'appuierai ce que je viens d'avancer par un exemple personnel.

L'odeur de la sarriette produit toujours en moi une sensation et une émotion agréables. Je me suis longtemps demandé pourquoi un parfum aussi ordinaire pouvait créer sur moi un tel effet. Je me suis rappelé un jour les soupes aux légumes de ma grand-mère paternelle qu'elle cuisinait toujours avec de la sarriette. Comme elle habitait en face de chez moi, elle m'invitait après l'école, les jours où elle faisait ma soupe préférée, à prendre la collation chez elle. Chaque fois, je me régalais. Cette odeur de sarriette est encore liée en moi au plaisir de goûter et au bonheur d'apercevoir les yeux et le sourire de ma grand-mère, visiblement heureuse de me voir et de me faire plaisir. Le lien avec l'amour que l'arôme et le goût de cette plante ont créé dans mon psychisme a donné à cette expérience son caractère agréable. En effet, je me sentais importante et aimée de ma grand-mère parce que je savais qu'elle avait pensé à moi en mijotant sa soupe et qu'elle éprouvait une joie certaine à la partager avec moi. C'était donc une expérience affective positive qui, aussi simple qu'elle ait été, avait marqué mon enfance et rempli mon palais intérieur d'affects heureux.

Combien de fois sommes-nous habités par des sensations agréables qui donnent naissance à des émotions de bien-être inexplicables ! C'est vrai aussi en ce qui concerne les sensations désagréables. Encore une fois, nous sommes mis devant l'évidence que tout passe par le corps et mis aussi devant l'importance des sensations comme porte d'entrée sur le psychisme. Cette influence des sensations sur le fonctionnement psychique de l'être humain a été bien compris et bien développé par Laura et Franz Perls, qui ont créé la Gestalt Therapy dans les années 40. Malheureusement, comme nous vivons davantage dans le passé et le futur que dans le présent, nous ne sommes pas attentifs à nos sensations et ne bénéficions pas de cette ressource extraordinaire mise à notre disposition par le corps. Pourtant, nos sens sont sollicités incessamment dans la vie quotidienne et, par leur lien indissociable avec nos émotions, ils jouent un rôle de premier rang dans la création des affects négatifs de la caverne de souffrance et des affects positifs du palais de l'émerveillement qui forment la partie inconsciente de notre psychisme.

Quand nous sommes touchés par une épreuve importante, nous avons avantage à libérer le refoulé de notre caverne de souffrance et aussi à devenir de plus en plus conscients des contenus du palais d'émerveillement en utilisant des moyens pour recréer *ici et maintenant* les émotions qui se dégagent des affects positifs qu'il contient. Cette démarche aura pour effet d'agrémenter notre vie.

Le premier moyen que j'utilise pour faire remonter à ma conscience les nombreuses richesses de mon palais intérieur est de retrouver le cœur, les yeux et l'imaginaire que j'avais, enfant, devant la magie des contes et de visualiser ce palais qui tient du merveilleux, comme je visualisais spontanément ces endroits magnifiques que me faisait visiter ma grand-mère paternelle quand elle me racontait des histoires. Il s'agit pour ce faire que je retrouve le sens du fabuleux et de l'émerveillement qui me rendait si heureuse autrefois. Chacun peut imaginer ce lieu symbolique à sa façon. Il n'y a de palais idéal que le nôtre. Le visualiser, c'est le faire exister pour pouvoir ensuite y accéder à volonté et bénéficier des largesses de son contenu. Le visualiser, c'est aussi pouvoir nourrir cette capacité d'émerveillement que nous possédons tous et que nous avons ensevelie sous le refoulé.

Rappelons à notre conscience nos souvenirs heureux d'enfant et d'adolescent. Faisons-les renaître pour les intégrer à notre vie de femmes et d'hommes trop sérieux, trop raisonnables et trop parfaits. Quand nous traversons une épreuve, nous avons souvent tendance, au nom de la maturité, à amplifier ces précédentes caractéristiques que nous attribuons à notre conception de l'adulte. Très souvent, ces caractéristiques ne sont que la manifestation défensive des « il faut que » de notre éducation. Cette recherche de fausse sagesse contribue à développer notre propension à tout rationaliser, à appréhender le futur et à ressasser le passé, spécialement en ce qui concerne les événements douloureux de notre vie.

Par manque de présence au merveilleux que nous offre l'ici et maintenant, nous entretenons parfois des idées plutôt négatives par rapport au passé et certaines personnes finissent par conclure qu'elles ont eu une enfance malheureuse. À penser ainsi, elles ne mettent l'accent que sur une partie de la réalité. La vérité c'est qu'il y a eu, dans la vie de chacun d'entre nous, quelle qu'elle ait été, plusieurs instants de bonheur. Pourquoi faut-il toujours se centrer uniquement sur le malheur ? Pourquoi les médias ne nous présentent-ils uniquement que ce qui va mal dans le monde et non le bien, spécialement celui qu'accomplissent de nombreuses personnes sur le plan humanitaire et social ? Il ne s'agit pas de nier la souffrance, mais de s'offrir une vision juste de la réalité. Oui, l'épreuve existe ainsi que tout ce qu'elle fait remonter de douloureux de nos expériences passées, mais elle éveille aussi en nous de multiples ressources et elle mobilise toutes ces richesses qui nous font grandir. Pour agrémenter nos *ici et maintenant*, nous avons la responsabilité de recourir à notre palais de l'émerveillement le plus souvent possible. C'est pourquoi je vous encourage à vous rappeler ces expériences agreables de joie, d'amour et d'harmonie de votre passé. Vous serez surpris de constater que chacune d'elles en cache de nombreuses autres.

En ce qui me concerne, le rappel de ces événements a toujours un effet magique sur moi. J'y découvre, de l'enfant et de l'adolescente que j'ai été, une image bien différente de celle que j'entretiens quand je reste centrée sur mes expériences souffrantes et malheureuses. En ce moment, quand je pense à ces instants de bonheur, un foisonnement d'événements heureux me viennent à l'esprit. Ces événements se sont produits à des périodes différentes de l'année, ce qui me fait prendre conscience des plaisirs que j'ai connus grâce à la variété des saisons de mon merveilleux pays.

En ce moment s'impose ce que je revis chaque année à la tombée de la première neige. Je revois toujours cette scène heureuse où ma mère et moi regardions par la fenêtre ce spectacle féerique le cœur plein de joie. Voir descendre vers la terre noire les flocons blancs et admirer le sol se couvrir d'un tapis immaculé me remplissait d'émerveillement et me touche encore aujourd'hui, chaque début d'hiver. Cette transformation de la nature, qui passe, en l'espace de quelques minutes, de l'aspect sombre des arbres dénudés à la lumière d'une blancheur éclatante me fascine. Et chaque année, c'était toujours comme la première fois. Je n'avais alors qu'une envie, celle de marcher dans la neige folle et d'aller faire de la luge sur le grand coteau qui se trouvait sur la terre de mes parents. J'avais aussi très hâte de glisser en traîneau avec mon père, le soir après la traite des vaches. La beauté de la nature n'était pas la seule qui m'enchantait et qui m'enchante encore quand j'en parle, mais le sourire complice de ma mère et la présence enjouée de mon père contribuaient aussi à l'enchantement. À la sensation visuelle agréable s'ajoutaient une forte émotion de joie et un profond sentiment d'être aimée. L'association de ces trois éléments a créé en moi un affect positif par rapport à la neige et à l'hiver québécois en dépit du fait que je le trouve un peu long et parfois un peu trop froid.

Le temps des fêtes de Noël produit le même effet sur moi et me rappelle les bons moments de ma vie d'enfant. Ce temps de l'année me rendait toujours joyeuse spécialement quand je partais dans la forêt avec mon père pour choisir le sapin qui sentait si bon et que nous décorions de boules et de guirlandes multicolores. La nuit de Noël était pour moi la plus belle de l'année surtout quand, à la messe de minuit, j'entendais le « Minuit chrétiens » et tous les autres chants de Noël. Ceux-ci m'apportaient un bonheur indescriptible parce que j'avais souvent entendu mon père les fredonner quand il était heureux. Chaque année, en décembre, je repense à ces bons moments et je retrouve ma capacité d'émerveillement devant la féerie des décorations et des lumières qui embellissent tout le Québec en décembre.

Je repense aussi aux jours de l'An de mon enfance chez ma grand-mère paternelle où je retrouvais les dix frères et sœurs de mon père, où je rencontrais mes nombreux cousins et cousines et où je mangeais les fameux beignes au sirop d'érable que ma grand-mère ne cuisinait qu'une fois par an et dont la saveur exceptionnelle me fait encore venir l'eau à la bouche. Et que dire de ces voyages en carriole au son des grelots et du trot des chevaux que nous faisions dans la neige, emmitouflés dans des couvertures de fourrure, collés les uns aux autres, avec les pieds déposés sur des briques chaudes pour nous protéger du froid ! Ces moments de bonheur familial devenaient plus féeriques quand il neigeait ou que le ciel se couvrait d'étoiles. Ils me remontent à la mémoire chaque année quand je fête Noël avec mes enfants et mes petits-enfants. Ce sont ces souvenirs heureux qui font que j'accorde tant d'importance aux réunions de famille et que j'y trouve tant de bonheur. Les relations familiales harmonieuses ont pour moi une valeur inestimable et j'avoue que retrouver mes enfants, leurs conjoints et mes petits enfants, m'apporte un bonheur chaque fois renouvelé.

Je conserve aussi le souvenir des printemps ensoleillés où, au cœur de l'érablière, je me délectais de sève, de sirop et de tire d'érable, où je regardais mon père devant les grands fourneaux qu'il alimentait de longs rondins pour faire bouillir l'eau recueillie des érables et la transformer en ce sirop tant apprécié. Quels bons moments j'ai passés à la *cabane à sucre* à cuisiner et à partager les repas traditionnels composés de fèves au lard, de jambon, de patates rôties, d'œufs cuits dans le sirop et de crêpes ! Toutes ces sensations gustatives alliées à la chaleur relationnelle qui les entourait remplissaient mon palais intérieur d'affects positifs et me faisaient du bien.

Comment ne pas parler des grandes vacances d'été au cours desquelles je passais des heures dans les champs à cueillir des fleurs et des fruits sauvages, à regarder l'eau du ruisseau étinceler sous le soleil et à écouter le chant des oiseaux. Cette relation étroite avec la nature m'a fait vivre des émotions agréables particulièrement intenses que mon inconscient a enregistrées. Je comprends pourquoi la nature est pour moi une compagne dont je ne pourrais plus me passer parce qu'elle contribue largement à mon épanouissement et à ma guérison intérieure.

Quand je me balade dans les rues de Montréal, cette ville que j'affectionne tant, et que je vois toutes ces pistes cyclables sur lesquelles un nombre impressionnant de personnes de tout âge circulent du matin au soir en toutes saisons, je ne peux pas oublier les longues randonnées à bicyclette que je faisais autrefois avec mes amies. Nous partions de Rigaud et roulions jusqu'à Oka, en passant par le traversier, pour aller faire de l'équitation.

Le soir, après ces randonnées, j'invitais chez moi, garçons et filles, pour danser le rock'n'roll et le slow au rythme de la musique d'Elvis Presley, de Pat Boone et de Paul Anka. Cet intérêt pour la danse et surtout pour la musique, je le dois en partie à ma grand-mère maternelle. Quand j'allais la visiter, ce que je faisais fréquemment, j'adorais la voir travailler toute la journée en écoutant de la musique classique et de la musique d'opéra. Grâce à elle, j'ai développé un tel intérêt pour ce type de musique qu'à l'âge de quatorze ans, après avoir travaillé tout un été comme monitrice de terrain de jeu, j'ai utilisé mon 40$ de salaire de l'été pour acheter l'intégral de l'opéra de Carmen. Un mois plus tard, je le connaissais par cœur tellement je l'ai écouté. Avec cet argent, j'ai aussi acheté des disques de musique classique et de chansons d'Édith Piaf, de Jacques Brel et de Félix Leclerc.

Comme un bon souvenir en attire un autre, ces expériences heureuses par rapport à la musique me rappellent aussi les heures passées au piano à jouer les valses de Strauss et les mélodies des chansons du terroir de l'abbé Gadbois. Toutes ces sensations auditives étaient accompagnées d'émotions agréables grâce à la relation que j'entretenais avec ma grand-mère que j'aimais beaucoup et à la relation que j'avais aussi avec mon père qui, ayant longtemps fait partie d'une chorale, m'avait initiée au plaisir de chanter. Ces sensations avaient aussi un lien affectif avec ma mère : elle aimait tellement la musique qu'elle utilisait ses allocations familiales mensuelles pour m'offrir des cours de piano.

Le rappel de souvenirs heureux nous fait voir que chaque fois que les sensations sont jumelées à des émotions agréables, il se loge dans l'inconscient des affects positifs qui, sur notre parcours de vie, s'avèrent favorables à notre équilibre et à notre santé. Ils nous font voir aussi que tous ces moments de bonheur de notre vie passée ont laissé leurs marques en nous sous forme d'affects positifs. Ils nous sont toujours accessibles. Il est d'ailleurs tellement plus satisfaisant de se les rappeler que de ressasser ceux qui remplissent notre cœur de tristesse. Personnellement, ils me font réaliser ma joie de vivre de cette époque, les plaisirs que j'ai connus, et cette aptitude spontanée au bonheur que j'ai au fond de moi et que je pensais avoir perdue. À revenir sur ces événements heureux, je me rends compte à quel point la joie est là, présente en moi, prête à éclater comme un rire d'enfant. Il n'en tient qu'à moi de prendre des moyens pour la contacter par la remémoration des souvenirs agréables du passé, par la relation avec la Présence divine en moi et par l'utilisation de la méthode de symbolisation dont j'ai parlé au chapitre précédent.

Utiliser cette méthode dans le cas présent consiste à nous centrer sur le bien-être général du corps après un moment de détente, par exemple la présence à un beau spectacle, l'écoute d'une musique reposante. Il consiste aussi à arrêter notre attention sur un endroit du corps que nous sentons bien détendu après une séance de massage, un exercice de Qi-Gong ou encore une marche dans la nature. Après avoir porté l'attention sur la partie du corps où se logent des sensations de bien-être, nous pouvons y laisser émerger une image et nous laisser bercer par elle sans la contrôler, tout en demeurant présents aux émotions qu'elle produit en nous. Nous pouvons rester simplement dans ce bien-être et le savourer pleinement ou suivre le voyage imaginaire dans lequel cette image nous entraîne.

J'ai fait cette expérience hier encore pendant et après avoir profité d'un massage du cuir chevelu donné par mon mari. À mesure que ses doigts se déplaçaient sur ma tête, je sentais ma figure se détendre. De tendue et crispée qu'elle était, je sentais qu'elle s'ouvrait de plus en plus. L'image de la marguerite sauvage dont les pétales s'ouvrent un à un au soleil m'est tout de suite apparue. Puis je me suis rappelée ce moment où, dans la région de Charlevoix, j'avais marché dans un immense champ de marguerites tout près d'un monastère. J'avais été tellement émerveillée par leur nombre et leur beauté que je ne voulais plus les quitter. Elles m'envoûtaient complètement. Il me semblait que toutes les splendeurs du monde s'étaient donné rendez-vous au sommet de la colline où, au gré de la brise, ces fleurs sauvages dansaient, inconscientes du cadeau qu'elles m'offraient par leur simple présence. Je ressentais une paix incommensurable et une sérénité que j'aurais voulu emporter avec moi dans une petite boîte pour ne pas la perdre. J'avais oublié que je la portais déjà tout au fond de moi et qu'elle s'y était installée pour toujours lorsque, toute jeune, je prenais plaisir à cueillir les fleurs des champs sur la ferme de mes parents. Je n'avais qu'à appeler cette paix en empruntant le chemin du souvenir ou de l'image pour la retrouver instantanément. Quel moment magique que celui d'être transportée au cœur de la joie par la voie d'une image bienfaisante !

Ce jour-là, sur la colline, j'ai cueilli une marguerite et, plus tard, dans mon journal, j'ai dialogué avec elle.

— *Comme tu es belle !*

— *Merci.*

— *Tu me fais tellement de bien !*

— *À moi aussi tu fais du bien.*

— *Je ne comprends pas. Tu as le soleil. Tu as la pluie. Tu te balances au gré du vent et tu es entourée de centaines de compagnes. Tu as l'immensité devant toi. Tu ne manques de rien. Que puis-je t'apporter de plus ?*

— *Toi aussi tu as le soleil. Tu as la pluie et tu es entourée de centaines de personnes qui t'aiment. Tu as l'immensité devant toi. Tu ne manques de rien.*

Comme elle avait raison ! Le bonheur est si proche et si accessible, et je le cherche parfois si loin.

— *Mais tu ne m'as pas dit en quoi je te fais du bien.*

— *Quand tu t'émerveilles devant ma beauté, tu crées une relation avec moi qui me rend heureuse. Je me sens unie à toi par une énergie commune comme si nous ne faisions qu'un.*

C'est cela le sentiment, que j'ai si souvent, de faire partie d'un Grand Tout quand je médite ou que je suis au cœur de la nature, ce sentiment d'être unie à tout ce qui est par une énergie universelle. C'est cela qui fait que je ne suis jamais seule. En effet, je peux toujours communier à la Source de Vie. Je peux aussi donner et recevoir indéfiniment et communiquer avec le reste de l'univers, au-delà du temps et de l'espace. Ce sont là de précieux moyens d'adoucir mes souffrances dans l'épreuve et de guérir intérieurement. De plus, quand je retrouve mon cœur d'enfant et ma capacité d'émerveillement, je me sens plus heureuse parce que plus passionnée par la vie et par tout ce qu'elle met à ma disposition pour créer et me créer.

Se trouver une passion

S'il existe un moyen qui anime en nous l'énergie de vie, en dépit de la faiblesse physique et de la douleur, c'est de nous trouver un intérêt tellement stimulant qu'il en devienne une passion, une passion qui nous prend dès le réveil, qui nous suit dans la journée et qui nous accompagne quand nous nous endormons. Cette passion, je l'ai trouvée, au cours des premières années qui ont suivi le diagnostic, dans l'apprentissage de la langue espagnole, Maintenant, c'est la rédaction du présent ouvrage qui me tient passionnée. J'étais fortement motivée, dans le premier cas, par le désir de communiquer avec les hispanophones, d'entrer au cœur de leur culture et de leur vie pour me rapprocher d'eux. Quant à la motivation qui a soulevé ma passion pour l'écriture de ce livre, elle vient, d'une part, de mon besoin d'apprivoiser ma propre souffrance et de lui trouver un sens et, d'autre part, de mon désir de rejoindre ceux qui souffrent par le partage de mon expérience.

Surtout, vous qui me lisez, ne vous dites pas que ce qui a été possible pour moi ne l'est pas pour vous. Arrêtez-vous quelques instants et vous verrez qu'il y a, à l'intérieur de vous-mêmes, des désirs que vous avez enfouis, des rêves que vous n'avez pas réalisés parce que, comme moi, vous avez douté de vos capacités à les actualiser et que vous vous êtes donné toutes les bonnes raisons d'excuser vos procrastinations. Laissez maintenant émerger ces idées, esquissez des projets dans le respect de vos capacités du moment. Demandez de l'aide s'il le faut, osez. Vous laisser animer par une passion saine vous fera renaître et réduira considérablement vos souffrances, parce qu'elles n'occuperont plus tout votre espace psychique. De plus, n'oubliez pas que plus vous êtes passionnés, plus vous devenez utiles aux autres parce que la meilleure façon d'être utile, c'est de rayonner la joie de vivre autour de vous.

Surtout, ne jugez pas vos passions. Si c'est, par exemple, de jardiner ou de cultiver des fleurs, faites-le ; si c'est d'apprendre le chinois, apprenez-le. Si c'est de reprendre vos études, reprenez-les. Si c'est de créer un groupe de rencontres pour les personnes qui traversent la même épreuve que vous, lancez-vous. Si c'est la peinture, le dessin, la sculpture, la musique, l'écriture d'un roman, d'un poème ou d'un essai qui vous passionnent, n'attendez pas ! Réalisez-vous. Quoi que vous fassiez, l'important c'est que vous soyez stimulés par ce projet et que vous vous sentiez bien, peu importe ce qu'en pensent les autres et peu importe surtout ce que vous en pensez vous-mêmes.

En fait, ce que vous pensez compte peu, étant donné que les pensées résultent souvent des croyances greffées qui ne nous appartiennent pas. Ce qui importe, c'est ce que vous ressentez. C'est cela qui vous fera revivre et qui vous guérira. Voyez comment répondent votre corps et votre coeur à cet intérêt que vous avez et non ce qu'en dit votre tête. Elle prétendra que votre projet est trop simple ou trop compliqué, qu'il est trop léger ou trop profond, qu'il est absurde ou trop considérable. Elle vous dira encore que vous n'êtes pas assez « ceci » ou pas assez « cela » pour le réaliser. Si vous la laissez aller, elle finira par vous convaincre, comme elle le fait trop souvent, et vous refoulerez encore ce qui pourrait réanimer vos espoirs et vous redonner la vie et la santé. « L'homme souffre parce qu'il pense », écrivait André Malraux dans *La condition humaine*.

Croyez-moi, nous sommes malades ou malheureux justement parce que nous avons perdu la passion. Retrouvons-la et nous guérirons intérieurement. Elle est l'un des meilleurs moyens de nous décentrer de la maladie. Cependant pour la découvrir et l'alimenter, rien de tel que d'entretenir nos relations avec ceux que nous aimons. Là se trouve une nourriture sans laquelle la guérison demeure très souvent impossible.

Entretenir nos relations

Le temps que l'on prend pour dire je t'aime
C'est le seul qui reste au bout de nos jours.
Les vœux que l'on fait, les fleurs que l'on sème,
Chacun les récolte en soi-même
Au beau jardin du temps qui court.

Ce magnifique texte que je cite souvent du grand poète québécois Gilles Vigneault est l'un des plus beaux, des plus profonds et des plus vrais que je connaisse. Ce créateur, à la fois auteur et chanteur, nous livre par ces mots non seulement un message d'amour, mais un message de relation. Il ne suffit pas d'aimer, mais de dire l'amour, d'exprimer aux autres que nous les aimons. Pour que l'amour circule, il doit être communiqué continuellement. Il doit être dévoilé, révélé, manifesté, répété. Il doit être créateur et âme nourricière de la relation.

Pour entretenir le lien qui nous unit à ceux que nous aimons, il est essentiel de nous en occuper. Notre conjoint, nos enfants, notre famille, nos amis sont les plus belles fleurs de notre jardin de vie. Sans eux, nous sommes coupés du monde et de la vie, et notre cœur finit par se dessécher, ce qui nous prive de joie et de paix.

Au cours de ces années de combat, de recherche, de remise en question, de travail, je n'ai jamais cessé de prioriser mes relations affectives. Malgré les moments de crises intenses et de doute, et malgré les souffrances, je n'ai jamais négligé ceux que j'aime. Aujourd'hui, je peux dire que je dois à mon investissement relationnel soutenu avec mon conjoint, mes enfants, ma famille, mes amis, une grande part de mon évolution vers la guérison intérieure.

J'encourage tous ceux qui souffrent à se tourner vers la relation. De tout petits gestes de considération font toute la différence. Entretenir nos relations affectives et en créer de nouvelles maintient allumée la flamme de l'amour en nous. Le but n'est pas de multiplier les contacts pour AVOIR beaucoup d'amis. Ce qui importe c'est d'ÊTRE en relation avec des personnes que nous aimons, d'entretenir des rapports authentiques et soutenus avec eux, des rapports de qualité.

Les gens que j'aime sont dans mon cœur. Je trouve toujours du temps pour leur écrire un petit mot ou leur téléphoner le jour de leur anniversaire, pour les inviter de temps en temps, ou pour aller prendre une tisane au restaurant avec eux et leur dire que je les aime. Comme j'ai d'excellents amis au Costa Rica, en France et au Québec, je ne peux les voir régulièrement à cause de mes fréquents déplacements, mais je ne les abandonne pas. La distance n'est pas un obstacle aux relations amicales et affectives quand nous prenons des moyens pour les entretenir. Penser à ceux que nous aimons, c'est se décentrer de nos problèmes, c'est donner ce que nous avons de plus beau : l'amour qui nous habite et qui ne demande qu'à rayonner.

Comme le dit Vigneault, « Le temps que l'on prend pour dire *je t'aime* c'est le seul qui reste au bout de nos jours. » De cela, je peux témoigner avec ferveur. Dans ma vie, je n'ai pas suffisamment investi dans ma santé, mais, par contre, malgré mes nombreuses responsabilités professionnelles, j'ai toujours priorisé mes relations affectives, et aujourd'hui, je peux dire que je bénéficie d'une vie affective qui me rend profondément heureuse. J'ai vu tellement de personnes vieillir seules. Cela m'attriste vivement. Certaines souffrent de solitude parce qu'elles ont centré leur vie exclusivement sur leur travail, sur leurs enfants ou encore sur elles-mêmes. Elles n'étaient pas conscientes de l'importance de créer des relations vivantes avec leurs collègues et avec les personnes à qui elles ont dédié tout leur temps et toute leur énergie.

Il n'est jamais trop tard pour se tourner vers la relation. Il suffit de commencer par des petites choses simples, ne serait-ce qu'un sourire et un bonjour sincères. L'idée n'est pas de le faire avec l'intention intéressée de recevoir. Par exemple, il ne s'agit pas de s'occuper de nos parents dans le seul but que nos enfants fassent de même avec nous quand nous vieillirons ou dans le but de nous donner de l'importance à leurs yeux ou aux yeux des autres membres de la famille et de notre entourage. Il ne s'agit pas davantage de se laisser guider par une culpabilité malsaine qui vient des pressions extérieures, de principes révolus ou de la morale. Ce qui importe, c'est de libérer l'amour et la tendresse qui dorment au fond de nous, et la seule façon de le faire c'est de l'offrir sans marchandage et sans calcul. C'est le seul acte de donner qui renferme la récolte dont parle Vigneault. C'est dans le seul fait de dire et de manifester authentiquement nos « Je t'aime », sans rien attendre en retour, que se trouve la vraie récompense. Cet acte est en soi nourrissant et c'est en cela qu'il soulage nos souffrances parce qu'il est accompagné d'une joie intense.

La relation vraie est un moyen par excellence de réchauffer nos cœurs et de cultiver l'amour humain, autant l'amour de l'autre que l'amour de soi. Aussi, pour la créer, n'attendons pas que les autres viennent vers nous. Choisissons consciemment d'aller vers eux et de tisser des liens fondés sur la permanence de l'amour plutôt que sur l'impermanence des situations de la vie et des émotions diverses qu'elles nous font vivre quotidiennement.

Composer avec l'impermanence

L'idée d'impermanence est fortement valorisée par la philosophie bouddhiste qui enseigne que les situations qui provoquent la souffrance autant que celles qui déclenchent la joie sont des situations qui, quelle que soit leur intensité, ne durent pas. Elles passent dans nos vies. Elles vont et viennent successivement du début à la fin de nos jours. Nous avons le pouvoir de faire en sorte qu'elles se prolongent ou qu'elles s'abrègent, mais notre volonté ne peut les empêcher de se présenter et de s'éloigner. La plupart du temps, elles surviennent, sans que nous les attendions, par une parole, un regard, un silence, un geste, une lettre, un appel téléphonique, un retard, une absence, un symptôme, un accident, un départ, un retour, etc. Elles peuvent changer instantanément notre vécu et nous bousculer, ou bouleverser complètement nos plans, nos projets voire notre existence pour le pire comme pour le meilleur, suivant notre vulnérabilité et notre manière de les aborder et de gérer nos émotions. Que ces événements soient d'une très grande importance, comme la naissance d'un enfant ou la perte d'un être cher, ou qu'ils soient de moindre importance, comme la perte d'un objet qu'on aimait bien ou la découverte d'un vingt dollars dans un sac à main qu'on n'a pas utilisé depuis longtemps, ils n'en transforment pas moins, pour un temps indéterminé, l'état émotif dans lequel nous nous trouvons. Ils peuvent nous faire passer, en l'espace d'un très court instant, de la joie à la peine, de la sécurité à l'insécurité, de la paix à l'angoisse ou inversement.

L'exemple personnel d'un événement récent illustrera davantage ce que je viens d'avancer. Il s'est passé à Paris. C'était un jour ordinaire qui n'annonçait rien de particulièrement spécial à mon agenda sinon un rendez-vous qu'une spécialiste renommée de la santé m'avait fait la faveur de m'accorder, malgré son agenda rempli, parce que je devais retourner à Montréal quelques jours plus tard. Comme d'habitude, je suis partie assez tôt de chez moi pour arriver à l'heure et surtout pour éviter de vivre le stress qui m'envahit quand je ne peux pas respecter l'heure d'un rendez-vous. J'étais paisiblement assise dans un wagon du métro quand, à la station Dupleix, le conducteur informe tous les voyageurs que le départ sera retardé à cause d'une personne malade qui requiert les services des pompiers. En France, ce sont les personnes à contacter en cas d'urgence. À l'écoute de cette information, mon état de quiétude a immédiatement fait place à l'inquiétude.

À mesure que le temps avançait, cette inquiétude s'intensifiait si bien que j'ai décidé de sortir du métro pour prendre un taxi. Malheureusement, comme il pleuvait ce jour-là, tous les taxis qui me passaient sous le nez étaient occupés. Impuissante et de plus en plus inquiète, je suis revenue dans le métro, envahie par une tension qui m'empêchait de penser. Quand j'en ai pris conscience, j'ai tenté de me calmer en me disant que tout ce qui arrivait avait sa raison d'être. Cette pensée m'a apaisée. Puis, dans ce moment d'accalmie, j'ai eu l'idée de demander à un passager s'il avait un portable et s'il pouvait me le prêter. Cela m'a donné la possibilité d'informer de mon retard la personne qui m'attendait. Encore plus détendue, je me suis installée plus confortablement. Je me suis alors demandé quelle pouvait bien être la raison de ce fâcheux contretemps qui ne dépendait ni de ma volonté, ni de mes intentions, ni de mes actions. J'étais profondément convaincue que je devais me rendre à ce rendez-vous et y rencontrer cette intervenante hautement qualifiée dans le domaine de la santé globale. Je n'avais aucun doute là-dessus et la rencontre qui a suivi me l'a largement confirmé.

Le message de cet événement était d'un tout autre ordre que de m'empêcher de consulter cette personne. J'ai cessé de chercher et je me suis installée au cœur de la tranquillité revenue. La raison de cet ennui m'est alors apparue aussi claire que le jour, parce qu'elle a eu en moi une résonance tellement forte que j'ai su tout de suite qu'elle était juste. Cela devenait évident, cette expérience m'arrivait pour mettre à l'épreuve mon rapport au contrôle. J'avais tout prévu pour arriver à l'heure, même une plage de trente minutes supplémentaires. La vie m'a rappelé que je ne pouvais pas tout contrôler, qu'il existe des situations qui échappent à mon pouvoir et que, dans ces cas-là, je n'ai rien d'autre à faire que de lâcher prise.

Ce petit événement, en apparence anodin, a été pour moi très révélateur. Il m'a replacée devant la réalité de l'impermanence du plaisir et de la douleur. En effet, en l'espace de peu de temps, je suis passée de l'état de sécurité où j'étais au départ à un état d'insécurité déclenché par une situation imprévue. Le message que j'ai retiré de cette courte mais stressante aventure a été pour moi d'une portée considérable. J'ai compris que je ne pouvais pas tout prévoir et que, humainement parlant, je ne possédais pas tous les pouvoirs parce qu'il reste toujours une part d'imprévisible dans la vie, même pour ceux qui pensent avoir tout planifié.

C'est probablement cette part d'imprévisible qui fait dire à mes amis costariciens quand ils élaborent un projet : « Si Dios quiere. », c'est-à-dire « Si Dieu le veut. » Cette courte phrase qu'ils répètent sans cesse me dérangeait beaucoup lors de mes premiers séjours dans ce magnifique pays. J'étais agacée par ce que je croyais être une forte dépendance à la religion. Mais à force de côtoyer ces gens, j'ai compris que cette attitude était, au contraire, l'expression d'une aptitude bien intégrée au lâcher-prise. Je les pensais prisonniers de leurs croyances alors qu'ils étaient plus libres que moi, cloîtrée par mon obsession à vouloir tout contrôler. Maintenant, quand j'élabore des projets, je laisse toujours un espace de manœuvre au divin en moi. Je m'occupe de tout ce qu'humainement je peux réaliser et, pour le reste, j'emprunte la formule de mes amis Carlos, Miguel, Marcela, Mercedes, Eugenia, Diego, Alejandro et tous les autres : « Si Dios quiere. »

L'impermanence dans laquelle nous vivons nous enseigne que, au-delà du vouloir et du pouvoir, il existe une force incontrôlable que nous avons intérêt à reconnaître pour éviter de la considérer comme une ennemie à combattre et pour la voir plutôt comme une alliée qui nous montre le chemin le plus court pour atteindre la guérison intérieure. Cette impermanence est aussi porteuse d'espoir dans l'épreuve parce que nous savons, grâce à elle, qu'une lumière persiste toujours au fond de toutes les ténèbres étant donné que tout passe, tant la souffrance la plus aiguë que le bonheur le plus intense. Tout a un sens qu'il nous importe de trouver pour connaître la sagesse que procure la libération.

Trouver un sens à la souffrance

La souffrance en soi est inutile si nous ne lui trouvons pas un sens, c'est-à-dire une raison d'être. Quand nous découvrons les messages qu'elle contient, la maladie devient un cadeau plutôt qu'un fardeau à condition, bien sûr, que nous soyons ouverts au changement qu'elle nous propose d'accomplir dans nos vies, à condition aussi que nous acceptions de remettre en question nos positions rigides et que nous reconnaissions humblement nos erreurs. Celui qui est prêt à comprendre son langage découvre qu'elle est toujours porteuse de trésors cachés qui diffèrent d'une situation à l'autre et d'une personne à l'autre.

Quant à moi, je dois dire que, grâce à elle, j'ai été comblée de cadeaux qui n'ont aucun prix tellement, aujourd'hui, ils me sont précieux.

Le premier cadeau de la souffrance, je l'ai reçu dans un moment particulièrement difficile où je frôlais le découragement. C'est un dialogue avec mon corps au moyen de l'écriture qui a transformé favorablement mon état intérieur. Grâce à lui, je suis passée d'un sentiment de totale impuissance et de désespoir à un état de profonde gratitude. En effet, ce très long dialogue a progressivement déplacé le regard restreint que je portais sur ma situation et l'a porté sur tout ce dont j'avais bénéficié au cours de mon existence. À cet instant-là, je me suis rendu compte à quel point j'avais été choyée par la vie. Je connais depuis quarante-cinq ans l'expérience du couple heureux. Mes quatre enfants, avec lesquels j'ai une excellente relation, et mes sept petits-enfants que j'adore, me procurent de grandes joies. De plus, j'ai rencontré, à des moments propices de ma vie, des personnes exceptionnelles dont la contribution à mon évolution a été inestimable. Ma vie professionnelle a toujours été stimulante et m'a toujours permis de développer mes talents et d'exploiter ma créativité. Enfin, j'ai été nourrie par des amitiés fondées sur l'authenticité et la confiance réciproque. Tout n'a pas toujours été facile, mais, dans la balance de mes 63 ans, les périodes de bonheur pèsent beaucoup plus que les instants douloureux. Cette rétrospective m'a permis de constater que mon existence n'avait pas été faite uniquement de souffrance, mais qu'au contraire, elle avait été remplie de très bons moments et qu'elle l'était toujours.

Ce qui m'a aidée à ne pas oublier cette réalité, c'est de faire l'exercice proposé par Antony Robbins dans son livre *L'éveil de votre puissance intérieure*, et qui consiste à me poser tous les matins les questions suivantes et à y répondre mentalement ou par écrit :

— Qu'est-ce qui me rend heureuse dans ma vie présentement ?

— De quoi suis-je fière ?

— De quoi suis-je reconnaissante ?

— Qu'est-ce que je vais donner, sans espoir de retour, aujourd'hui et à qui ?

— Que vais-je faire pour me créer une journée agréable ?

La réponse quotidienne à ces questions m'a aidée et m'aide encore à apprécier ce premier cadeau que m'a offert la maladie. Elle m'a ouvert les yeux sur des réalités que j'avais trop longtemps prises pour acquises et a ouvert davantage mon cœur à la gratitude. Sans nier la souffrance et sans la refouler, j'ai pu encore une fois voir ce que cachait de bon chacune des épreuves que j'ai rencontrées. À ce sujet, voici ce que j'ai écrit dans mon journal du 2 avril 2005 :

> *Qu'y a-t-il de positif à retirer de ces jambes enflées qui me font mal, m'empêchent de marcher et me clouent à ce fauteuil du matin au soir ?*
>
> *Le positif, c'est que j'arrête de m'activer et que je peux enfin me reposer.*
>
> *Le positif, c'est qu'elles me forcent à m'occuper de mon corps et à répondre à son besoin d'attention.*
>
> *Le positif, c'est que je constate de nouveau ma chance de pouvoir m'adapter rapidement à toutes les situations.*
>
> *Le positif, c'est que je peux comprendre mieux ceux qui sont immobilisés en permanence et qui dépendent entièrement des autres.*
>
> *Le positif, c'est que je me rends compte une fois de plus que l'essentiel est en dedans de soi, parce que là se trouvent les clés de la guérison intérieure.*

Grâce à la maladie, à la douleur physique et à la douleur psychique, j'apprends davantage à embrasser le bon côté des événements de la vie. J'apprends petit à petit à m'aimer de plus en plus. Je découvre que je suis une personne fondamentalement bonne et généreuse de cœur.

> *Faut-il que je souffre encore longtemps pour accepter enfin qu'en dépit de mes faiblesses et de mes limites je suis aimée, que je l'ai toujours été et que je le serai toujours,* ai-je écrit dans mon journal du 2 décembre 2005. *Faut-il que je souffre encore longtemps pour aimer ce que je suis*

et pour arrêter de me juger et de me demander d'être parfaite ?

Cet appel à développer l'amour de moi, dont j'ai largement parlé et qui demeure le message principal du lupus, est le **deuxième cadeau** que m'a apporté la maladie. C'est un apport fondamental parce que, grâce à cette maladie, je peux dire aujourd'hui que je m'aime beaucoup plus. Par lui seul, il a répondu largement à la question du sens de la souffrance que je cherchais, parce que je sais que le cheminement vers l'amour de moi occupera le reste de ma vie.

J'ai découvert le **troisième cadeau** en lisant le livre d'Anselm Grün, dont j'ai déjà parlé à plus d'une reprise. Cet auteur m'a beaucoup apporté par l'ouvrage cité, spécialement lorsqu'il écrit : « La maladie pose la question du sens. Quel message ai-je envie de faire passer dans ma vie ? Quelle trace ai-je envie de laisser en ce monde ? »

Ces deux questions ont résonné en moi comme une détonation. Au moment où je les ai lues, je n'ai pas du tout pensé à ce que j'avais déjà accompli. Il m'est tout de suite venu à l'esprit que la maladie ne s'était pas imposée pour rien dans ma vie. Elle devait impérativement servir à quelque chose. Cela ne faisait aucun doute. Grâce à elle, je vivais une expérience unique qui m'ouvrait à tous ceux qui sont marqués par une épreuve importante, une expérience qui a éveillé en moi de nouvelles ressources inestimables. Du coup, j'ai compris que je devais trouver un moyen d'exploiter ces ressources de façon à en faire bénéficier tous ceux qui souffrent. Le message était tellement clair que je ne pouvais pas l'ignorer ni le prendre à la légère.

Accepter cette mission n'a pas été évident parce que mon *mental* nourrissait sans cesse le manque de confiance en moi-même et cherchait à m'orienter vers le piège de la fausse modestie. Puis, je me suis souvenue que, dans le passé, chaque fois que j'avais ressenti un tel élan intérieur et que je l'avais suivi, je ne m'étais jamais trompée. Je savais que je devais répondre à cet appel du dedans, d'autant plus que ma source de motivation n'était pas une recherche de reconnaissance et de gloire, mais un besoin profond de suivre mon chemin de vie, d'accomplir jusqu'au bout ma mission sur cette terre. Ma motivation se situait aussi dans un souhait sincère que mon expérience de la souffrance et de la maladie puisse apporter quelque chose à ceux qui souffrent, ne serait-ce que le sentiment d'être compris.

Ces motivations sont vraiment propulsives pour moi. D'ailleurs, je sais maintenant par expérience que, quand je suis motivée à agir par le seul besoin d'être reconnue, le processus d'actualisation de mes projets me laisse avec un sentiment de vide intérieur. Cela s'explique par le fait que, dans ces cas-là, la pulsion qui me porte à agir ne vient pas du dedans, mais du dehors. Quand elle vient de l'intérieur, je me sens sur le bon chemin et je suis stimulée par une passion qui fait du travail d'accomplissement un incommensurable plaisir.

Cela ne signifie pas que je suis insensible à la reconnaissance quand elle m'est témoignée. J'apprends, au contraire, à la recevoir avec gratitude comme un cadeau de la vie parce que je l'attends beaucoup moins. De plus, le fait de prendre le temps de recevoir – ce que je n'arrivais pas à faire auparavant – est pour moi une preuve que j'avance dans mon cheminement vers l'amour de moi.

M'aimer, c'est pouvoir faire la différence entre ce qui vient du dehors et ce qui vient du dedans, c'est écouter la voix intérieure qui me propulse, plutôt que la voix extérieure qui me tire vers l'arrière, sachant que celle qui me propulse est toujours juste et qu'elle m'indique la bonne voie.

Par amour pour eux-mêmes, j'encourage ceux qui me lisent à ne jamais trahir leur poussée intérieure. Pour ce faire, il est fondamental de ne pas se laisser mener par cette petite voix du mental qui entretient la peur et qui ne sait pas différencier l'orgueil de l'acceptation d'une mission, de cette petite voix qui fait miroiter la gloire ou qui, au contraire, nous répète que nous ne sommes pas capables ou que nous nous prenons pour ce que nous ne sommes pas si nous accomplissons humblement notre « légende personnelle » pour employer l'expression de Paolo Coelho dans *L'alchimiste*. Nous faillissons à notre raison d'être si nous ne suivons pas notre chemin intérieur. Nous avons la responsabilité de réaliser jusqu'à la fin de nos jours ce pour quoi nous sommes nés. C'est pourquoi il ne faut jamais empêcher la Source qui nous habite de couler, ne jamais empêcher les fleurs qui nous sont offertes par chaque épreuve de fleurir et ne jamais étouffer l'élan créateur qui est, par essence, un élan de vie et d'éternité.

C'est en suivant les messages intérieurs que, par la rédaction de ce livre, je compte poursuivre ma mission ici-bas. Ce cadeau de la maladie a stimulé mon goût de vivre, développé l'amour de moi-même et celui que je ressens pour les autres. Il m'a procuré une telle paix et une telle sérénité que je ne doute pas un seul instant de sa pertinence à cette étape de mon parcours de vie.

Ne pas répondre à l'appel serait une trahison envers la vie, envers moi-même et envers ceux qui ont mal. Ne pas répondre à l'appel serait manquer à ma troisième mission, ralentir ou même bloquer ma démarche de guérison intérieure et refuser ainsi d'accueillir tous les bienfaits de la souffrance y compris le **quatrième cadeau** qu'elle m'a apporté et qui concerne le rapport au changement.

L'épreuve, quelle qu'elle soit, porte toujours un message urgent de transformation. Elle nous indique clairement que quelque chose est à chambarder, à réorganiser, à réformer, à quitter ou à modifier dans nos vies. Il peut s'agir d'un comportement, d'un état intérieur malsain, d'un mécanisme de défense ou encore d'un emploi, d'un entourage, d'un environnement ou d'une relation. Il peut s'agir aussi d'une croyance, d'une valeur, d'une priorité, d'une attitude. Le plus souvent, la souffrance a pour message de nous inciter à tourner le regard que nous portons sur la vie vers le cœur de nous-mêmes pour entendre sa voix. Elle est le moyen que le Principe de Vie en nous a choisi pour nous montrer le chemin qui mène à la guérison intérieure, c'est-à-dire celui de la PAIX, de la SÉRÉNITÉ et de l'AMOUR.

Aussi, **quand nous sommes touchés par la douleur physique ou par la douleur psychique, il est essentiel de nous poser la question suivante : qu'est-ce que je dois changer dans ma vie ?** Il est possible que nous découvrions que nous accordons trop de valeur à l'AVOIR, au SAVOIR et au FAIRE au détriment de l'ÊTRE. Il est possible aussi que nous prenions conscience de notre manque d'intériorité et que nous soyons guidés, grâce à l'épreuve, vers la présence divine en nous. Il est possible aussi que ce qui nous arrive soit un cadeau de la Vie pour nous rendre plus tolérants, plus aimants, plus responsables ou pour nous libérer de l'orgueil, du contrôle, de la dépendance et de la victimite. Il se peut même que l'épreuve nous fasse voir que nous avançons sur une route opposée à celle de notre mission, que cette dernière soit discrète ou visible. Quoi qu'il en soit, lorsque nous rencontrons un obstacle comme la maladie, la perte, un problème relationnel ou la dépression, c'est que nous sommes appelés à un changement, nous pouvons en être certains. « C'est alors que tout commence, que tout recommence autrement que par le passé, sur un autre registre, dans une autre dimension. », nous dit Henri Boulad dans un article qu'il a écrit pour la revue Terre du Ciel en décembre 1995 et intitulé *Présent et plénitude*.

La souffrance causée par l'épreuve est, en effet, un commencement pour celui qui est ouvert à la transformation. Devant elle, nous sommes tous égaux. Riches ou pauvres, instruits ou ignares, elle n'épargne personne. Toutefois, elle peut nous rendre plus humains, plus humbles, plus compréhensifs, plus empathiques, plus proches des autres et de nous-mêmes si nous l'acceptons, si nous lui donnons un sens et si nous sommes prêts à changer ce qui a besoin de l'être pour guérir en profondeur.

Ce livre témoigne d'ailleurs de tous les changements qu'elle a provoqués en moi depuis le 29 octobre 1999. Et ce n'est pas terminé. Grâce à mon ouverture à entendre les messages et à recevoir les cadeaux qu'elle m'apporte, je comprends davantage pourquoi elle s'est imposée sur ma route avec tant de vigueur et pourquoi elle a été sans pitié. En plus d'avoir éveillé ma gratitude pour tout ce que j'ai reçu, d'avoir contribué à développer l'amour de moi, de m'avoir indiqué ma nouvelle mission de vie et de m'avoir ouverte à des changements considérables, elle a décuplé ma foi en la divinité qui m'habite et, conséquemment, elle m'a appris à lâcher prise quand, humainement, je ne trouve pas de solutions à mes problèmes, pas de soulagement à mes souffrances et pas de réponses à mes questions. Ce **cinquième cadeau** a été le plus important. Grâce à lui, j'accepte de plus en plus de ne pas tout comprendre. J'arrête de me poser des questions et surtout des pourquoi auxquels ma conscience rationnelle ne peut pas répondre à cause de ses limites. J'essaie plutôt de toujours tirer le meilleur parti de ce qui m'arrive et de ce qui est parce que je sais qu'il y a en moi une sagesse plus grande que ma raison, une Présence qui voit plus large que la pensée, une force qui, par sa vision globale, me révélera toujours, au bon moment, toutes les réponses et toutes les solutions si je lâche le contrôle et que je m'abandonne à sa grandeur.

Conclusion

J'ai rédigé ce livre entre le 11 septembre et le 11 décembre 2006, à un moment de recrudescence des symptômes de la maladie. Au départ, j'écrivais pour moi, pour saisir ma souffrance de l'intérieur, pour l'apprivoiser, la démystifier. C'est en écrivant que s'est imposée une poussée qui venait du cœur de mon être, une poussée qui me répétait sans cesse que je devais publier ce que j'écrivais. J'ai d'abord vigoureusement ignoré ce message parce qu'il était inacceptable pour moi de publier quoi que ce soit avant d'avoir été complètement guérie. Aussi, j'aurais beaucoup aimé conclure ce livre par l'annonce d'un miracle et vous dire : « Ça y est, le lupus, c'est fini. » Mais ma réalité est tout autre. La maladie est toujours présente. Parfois, elle se fait plus agressive, parfois elle devient plus discrète. Toutefois, malgré sa présence, malgré ma conviction que je devais guérir d'abord, la poussée qui m'incitait à écrire insistait. Lorsqu'elle se manifeste, je sais que je dois suivre son élan. J'ai donc décidé de l'écouter lorsque j'ai compris que ce livre faisait partie de ma mission de vie et que je devais le publier tout simplement parce que la souffrance fait partie de la vie, tout comme la naissance et la mort. Elle est une réalité incontournable. Cela dit, je n'ai pas écrit sur elle pour en faire l'éloge mais pour l'apprivoiser, la soulager et lui trouver un sens. Je suis entièrement d'accord avec Étienne Jalenques quand il dit : « Beaucoup s'imaginent qu'ils auront plus de mérite s'ils souffrent (...). C'est une erreur de croire que mener une vie difficile donne des droits. On ne vaut pas plus parce qu'on souffre. »

Malgré cela, que nous le voulions ou non, la souffrance est là, dans nos vies, à certains détours du chemin. Parfois, elle passe sans trop s'attarder. D'autres fois, elle s'installe. Si son apparition résulte de la coparticipation de l'humain et du divin en nous comme je l'ai expliqué au chapitre six, il n'en reste pas moins que nous sommes entièrement responsables de ce que nous faisons avec elle. Nous avons le choix de nous en servir pour nous élever vers la lumière de la joie ou pour nous enfoncer dans les ténèbres du désespoir. Et c'est précisément l'objet de ce livre que de montrer qu'il est possible, quand la souffrance s'installe, de nous en servir pour favoriser nos renaissances et pour recréer notre vie autrement.

Voilà pourquoi il n'était pas nécessaire que je sois guérie pour témoigner de mon expérience, d'autant plus que la plupart de ceux qui sont touchés par des problèmes physiques graves n'en guérissent pas aussi facilement qu'ils le voudraient. Je pense aux diabétiques, aux sidéens, aux hémophiles, aux handicapés, aux aveugles, aux sourds-muets, aux paralysés cérébraux. Je pense aussi à tous ceux qui sont aux prises avec des maladies cardiaques, des maladies auto-immunes, certains cancers, des malformations congénitales. Qu'arrive-t-il avec ceux-là dont l'espoir de guérison du corps est réduit, voire impossible à atteindre ? Qu'arrive-t-il à ceux dont le cœur est déchiré et dont l'âme est refroidie ? Sont-ils condamnés au malheur ?

C'est à eux que je pense surtout, à eux que nous oublions trop souvent quand nous parlons de guérison. C'est à eux que j'ai voulu parler d'un autre type de miracle, d'un autre type d'espoir, d'un autre type de guérison : la guérison intérieure. C'est à eux que j'ai voulu dire que mon miracle à moi c'est que, même si la maladie me rappelle encore sa présence par le biais de la douleur, je ne l'aborde plus de la même façon. Elle n'est plus une ennemie à combattre, ni un obstacle à franchir, ni un défi à relever, ni même une préoccupation constante à éliminer. Je ne la vois plus comme une preuve que je suis une mauvaise personne ou que je suis punie pour mes erreurs et mes imperfections. Je sais qu'elle est là pour m'apprendre à ÊTRE tout simplement, à m'AIMER comme je suis et pour m'inciter à accomplir jusqu'au bout ce pour quoi je suis née. Elle est une source de CRÉATION et d'AUTOCRÉATION. Et ce cadeau n'a pas de prix.

Je m'occupe toujours de la guérison de mon corps, mais je le fais sans effort de volonté et sans m'accrocher à cet objectif comme à une bouée de sauvetage. Au fond de moi, si je me fie à tout ce que j'ai reçu jusqu'à maintenant, je sais que tout arrivera pour le mieux.

Quand je suis visitée par la souffrance physique ou par la souffrance psychique, je me laisse beaucoup moins envahir par l'impuissance parce que j'ai découvert quatre routes qui me mènent au mieux-être. Suivant mon besoin, j'emprunte l'une ou l'autre. Elles m'apportent toujours la PAIX et la SÉRÉNITÉ. La **première** est la route de la détente, de la méditation et du repos. La **seconde** est celle du moment présent, la **troisième** est la route de la passion et la **quatrième** est celle du lâcher-prise. Ce sont mes quatre voies royales vers la guérison intérieure, cette guérison que nous recherchons tous un jour ou l'autre. En effet, quelle que soit notre mission de vie, quelles que soient nos forces et nos faiblesses, quel que soit notre chemin, quels que soient les obstacles et les tremplins que nous y rencontrons, le but ultime de notre passage sur cette terre n'est-il pas d'atteindre cette forme de guérison qui nous permet de réaliser le désir bien ancré au plus profond de nous-mêmes de trouver la PAIX, la SÉRÉNITÉ, l'AMOUR ?

• • •

Aujourd'hui, 6 février 2007, je termine avec une grande émotion la rédaction de la conclusion de ce livre sous le ciel bleu d'Atenas au Costa Rica, entourée de bougainvilliers, d'hibiscus et d'arbres en fleurs. Mon cœur est rempli de gratitude devant cette beauté et mon âme est apaisée par le silence de la nature. Je suis habitée par une joie profonde qui s'installe de plus en plus au creux de mon être, une joie qui est alimentée par les réalités les plus simples de mon quotidien comme cette nature qui s'offre à moi gratuitement. Je me sens privilégiée par la vie. J'ouvre les bras tout grands pour accueillir tout ce qui m'est donné et pour que, du plus loin que vous soyez, vous m'entendiez chanter avec un élan qui vient du plus profond de mon cœur : Que c'est beau la vie !

Bibliographie

BASSET, Lytta, *Guérir du malheur*
Paris, Albin Michel, Labor et Fides, 1999, 371 pages.

COELHO, Paolo, 1947- *L'alchimiste*
traduit du portugais (Brésil) par Jean Orecchioni
Paris, Anne Carrière éditeur, 2004, 254 pages.

GRÜN, Anselm, *Qu'est-ce que j'ai fait pour mériter ça ?*
traduit de l'allemand par Gabriel Raphaël Veyret
Paris, Desclée De Brouwer, 2006, 191 pages.

JALENQUES, Dr Étienne, *La thérapie du bonheur : et si vous étiez heureux ?*
Paris, Hachette Livre, collection Marabout, 2006, 222 pages.

JUNG, Carl-Gustav, *L'homme à la découverte de son âme*
traduction Dr Roland Cahen
Paris, Albin Michel, 2007, 360 pages.

LABONTÉ, Marie-Lise, 1952- et Nicolas Bornemisza, *Se guérir grâce à ses images intérieures*
Paris, Albin Michel, 2006, 299 pages.

LABONTÉ, Marie-Lise, 1952-, *Mouvements d'éveil corporel ; naître à son corps*
Méthode de libération des cuirasses MLC[MD]
Montréal, Les Éditions de l'homme, 2004, 144 pages.

LERÈDE, Jean, 1923-1988, *La psycho-spiritualité : survie de l'espèce humaine*, 2e édition
Montréal, Éditions du CRAM, 2006, 255 pages.

MARQUIER, Annie. *Le maître dans le cœur.*
Knowlton, Éditions Valinor, 2007, 316 pages.

MILLER, Alice, 1923- *Notre corps ne ment jamais*
traduit de l'allemand par Léa Marcou
Paris, Flammarion, 2004, 206 pages.

PORTELANCE, Colette, 1943- *Relation d'aide et amour de soi*
Montréal, Éditions du CRAM, 6e édition, 2005, 452 pages.

PORTELANCE, Colette, 1943- *Éduquer pour rendre heureux*
Montréal, Éditions du CRAM, 3e édition, 1998, 322 pages.

PORTELANCE, Colette, 1943- *Aimer sans perdre sa liberté*
Montréal, Éditions du CRAM, 2e éd. 2003, 249 pages.

RÉQUÉNA, Yves, *À la découverte du Qi Gong*
Paris, Guy Trédaniel Éditeur, 2005, 190 pages.

ROBBINS, Anthony, *L'éveil de votre puissance intérieure*
traduit par Marie-Josée Chrétien et Louise Drolet
Montréal, Éditions de l'homme, 2007, 568 pages.

SIEGEL, Bernie S., *L'amour, la médecine et les miracles*
traduit de l'américain par Claude Farny
Paris, Robert Laffont, 1989, 245 pages.

SINGER, Christiane, 1943-2007, *Où cours-tu ? Ne sais-tu pas que le ciel est en toi ?*
Paris, Albin Michel, 2002, 173 pages.

THALMANN, Yves-Alexandre, *Au diable la culpabilité!:cessez de vous culpabiliser et retrouvez votre liberté intérieure*
St-Julien-en-Genevois, France, Jouvence, 2005, 207 pages.

TOLLE, Eckhart, 1948- *Le pouvoir du moment présent : guide d'éveil spirituel*
traduction d'Annie J. Ollivier
Outremont, QC, Ariane Éditions, 2000, 219 pages.

Table des matières

Remerciements

Je tiens à remercier mon conjoint et compagnon de vie, François Lavigne, pour sa disponibilité, son support, sa générosité de cœur et son amour sans limites.

Merci à mes quatre enfants pour la richesse de leurs commentaires et la pertinence de leurs critiques sans ménagement.

Merci à mes éditeurs pour leur foi indéfectible en moi et en mon travail.

Merci à Guylaine Champagne pour son inestimable accompagnement psychologique tant dans la maladie que dans la rédaction de cet ouvrage.

Merci à tous ceux qui, depuis le 29 octobre 1999, ont contribué, par leur fidèle présence dans ma vie et par leur amour, à nourrir mon cœur et à me faciliter le chemin vers la guérison intérieure.

Achevé d'imprimer
au mois de septembre
de l'an 2007
sur les presses
des Imprimeries Transcontinental (Gagné)
à Louiseville (Québec)